Clínica Médica no contexto da
CARDIOLOGIA
no contexto da **Clínica Médica**

Renato Jorge Alves

Clínica Médica no contexto da CARDIOLOGIA no contexto da Clínica Médica

Clínica Médica no contexto da Cardiologia no contexto da Clínica Médica
Editor: Renato Jorge Alves

Capa, projeto gráfico, diagramação e produção editorial:
Futura *(rogerio@futuraeditoracao.com)*

Revisão: Daniele Dortas

© 2025 Editora dos Editores

Todos os direitos reservados. Nenhuma parte deste livro poderá ser reproduzida, sejam quais forem os meios empregados, sem a permissão, por escrito, das editoras. Aos infratores aplicam-se sanções previstas nos artigos 102, 104, 106 e 107 da Lei nº 9.610, de 19 de fevereiro de 1998.

ISBN: 978-65-6103-071-7

Editora dos Editores
São Paulo: Rua Marquês de Itu, 408 – sala 104 – Centro
(11) 2538-3117

Rio de Janeiro: Rua Visconde de Pirajá, 547 – sala 1.121 – Ipanema
www.editoradoseditores.com.br

Impresso no Brasil
Printed in Brazil
1ª impressão – 2025

Este livro foi criteriosamente selecionado e aprovado por um Editor Científico da área em que se inclui. A *Editora dos Editores* assume o compromisso de delegar a decisão da publicação de seus livros a professores e formadores de opinião com notório saber em suas respectivas áreas de atuação profissional e acadêmica, sem a interferência de seus controladores e gestores, cujo objetivo é lhe entregar o melhor conteúdo para sua formação e atualização profissional. *Desejamos-lhe uma boa leitura!*

Os colaboradores receberam orientações para escrever os seus capítulos, mas tiveram total liberdade na confecção dos mesmos.

Dados Internacionais de Catalogação na Publicação (CIP)
(Câmara Brasileira do Livro, SP, Brasil)

Alves, Renato Jorge
   Clínica médica no contexto da cardiologia no contexto da clínica médica/Renato Jorge Alves. – São Paulo : Editora dos Editores, 2025.

Inclui bibliografia
ISBN 978-65-6103-071-7

1. Cardiologia 2. Cardiologia - Manuais, guias etc. 3. Clínica médica I. Título.

25-255399

CDD-616.12
NLM-WG-100

---

1. Cardiologia : Medicina 616.12

Aline Graziele Benitez - Bibliotecária - CRB-1/3129

Dedico essa obra aos meus saudosos e queridos pais.
Gostaria muito que ainda estivessem aqui fisicamente,
para se orgulhar do meu trabalho.
Porque, em verdade, sinto muito orgulho deles e do legado que me deixaram.
Pessoas maravilhosas, honestas e humildes.
Mas, acima de tudo, muito sábias.
Minha mãe, me introduziu nos estudos aos 6 anos de idade e me acompanhou
por toda minha vida acadêmica, sempre me ensinando, do ensino fundamental à
pós graduação, quando concluí meu doutorado no InCor-HC-FMUSP.
Já meu pai, que custeou os meus estudos até o término da faculdade,
me fez entender que nada vem sem esforço.
Finalizo agradecendo a Deus, por ter me proporcionado uma família tão
generosa, amorosa e simples

Prefácio

Entender os males que nos afligem e as formas de mitigá-los sempre foi motivo de preocupação para a humanidade.

A medicina hipocrática não aceitava magias, deuses, pecados ou castigos como causas das doenças, estimulando a busca de suas origens nos fenômenos da natureza. Nesse contexto, sintomas eram descritos e, na época, interpretados como a própria doença. Foi nessa fase da medicina que se estabeleceram as normas iniciais de comunicação, com foco na conversa com os pacientes, na observação, no toque e na interpretação dos sinais obtidos no exame físico.

A doença era vista como a expressão de um desequilíbrio entre os quatro humores: flegma, bile, bile negra e sangue.

No século XVII, a medicina tornou-se uma ciência.

Thomas Sydenham, em sua obra *Observationes Medicae*, escreveu um texto fundamental para os dois séculos seguintes, o que lhe rendeu o título de "Hipócrates Inglês". Em seu texto, ele destacou que os mesmos sintomas e sinais podem aparecer em diferentes doenças, estabelecendo as bases científicas para o diagnóstico diferencial. Assim, os sintomas e sinais clínicos deixaram de ser confundidos com o diagnóstico e passam a guiar os médicos no processo de diagnóstico. Foi o início da era do raciocínio clínico e da comunicação com o paciente –atributo– que, infelizmente, estão em declínio atualmente. O ato de tocar e colocar a mão sobre o paciente, sempre foi essencial na relação de confiança entre médico e paciente.

Com o progresso da medicina, especialmente após o século XIX, o conhecimento cresceu exponencialmente, dificultando aos médicos acompanhar sua abrangência. Surgiram, então, as especialidades clínicas, que dividiram a medicina e, de certa forma, levaram à perda da visão do todo. As especialidades estabeleceram nossos limites de competência.

O professor Renato Alves propõe, neste livro, apresentar a unidade da clínica médica e a relação da cardiologia com as diferentes especialidades clínicas. Ele aborda as doenças do coração e suas repercussões sistêmicas, bem como as doenças de outros órgãos e sistemas e seus impactos anatômicos e funcionais no coração. Destaca, ainda, a importância do conhecimento das inter-relações entre os órgãos e do desequilíbrio sistêmico no surgimento das doenças para a formação do médico.

A clínica médica é única e indivisível, considerando o paciente como um todo, e não como partes. O médico deve assumir o controle global dos cuidados com o paciente, oferecendo assistência integral e personalizada.

Parabéns ao professor Renato Alves e a todos os seus colaboradores, que compreenderam a importância desse conceito.

Prof. Dr. Roberto A. Franken

Professor Emérito da Faculdade de Ciências
Médicas da Santa Casa de São Paulo

Introdução

Desde os primórdios, o coração é considerado um dos símbolos de maior importância no que diz respeito às questões emocionais ou sentimentais. Por outro lado, no âmbito orgânico, o órgão é essencial à vida. Então, como podemos diferenciar essas duas funções "vitais" para a nossa existência?

Quando ouvimos expressões como "estou com o coração apertado que chega a doer" ou "meu coração parece que vai sair pela boca", pensamos em alguma patologia cardíaca, em questões psiquiátricas ou em uma metáfora abstrata? Isso ocorre porque o coração, considerado um órgão nobre, transita nos dois sentidos. Contudo, uma análise detalhada de qualquer sintomatologia será fundamental para compreendê-la.

Nesta obra, os autores exploram a importância da integração entre as especialidades clínicas e a cardiologia. O objetivo é oferecer um cuidado mais abrangente e completo aos pacientes, considerando que, de uma perspectiva anatomoclínica, o coração está interligado aos demais órgãos.

A medicina evolui continuamente e, com ela, cresce a necessidade de uma abordagem interdisciplinar, especialmente na área da cardiologia. A saúde do coração não está isolada do restante do organismo, sendo fundamental entender como o sistema cardiovascular interage com os outros órgãos e sistemas.

O objetivo deste livro é fornecer, de forma prática, aos profissionais de saúde, um conteúdo que aborde diferentes aspectos da integração médica entre a cardiologia e as demais especialidades clínicas, permitindo uma visão integrada dos desafios no cuidado ao paciente. Cada capítulo dedica-se a aprofundar-se nas intersecções entre as especialidades, destacando pontos importantes sobre diagnósticos diferenciais, melhores práticas e tratamentos integrados.

Esperamos que, com o conhecimento adquirido, os leitores possam aplicar abordagens integrativas em sua prática diária, aprimorando a qualidade do atendimento e, consequentemente, os resultados no tratamento dos pacientes. O trabalho em equipe, envolvendo diversas especialidades, permite uma assistência mais abrangente e eficaz.

Entendemos que essa integração será fundamental no enfrentamento de doenças cada vez mais frequentes, especialmente aquelas associadas ao envelhecimento populacional. Nesse contexto, a detecção e a atuação sobre os fatores de risco cardiovascular, por parte de todos os médicos clínicos, tornam-se cada vez mais relevantes.

Convidamos você a mergulhar neste livro, explorando as conexões da cardiologia com as outras áreas da medicina e ampliando seus conhecimentos dentro dessa visão integrada. Descobriremos a integração das especialidades como centro de um cuidado verdadeiramente abrangente.

Boa leitura e sucesso em sua jornada para uma medicina integrada e centrada no cuidado amplo do paciente.

Ronaldo F. Rosa
Renato J. Alves

Autor

Renato Jorge Alves

Coordenador da Disciplina de Cardiologia da Irmandade da Santa Casa de Misericórdia de São Paulo. Doutor em Ciências pelo InCor-HCFMUSP.

Professor Assistente da Faculdade de Ciências Médicas da Santa Casa de São Paulo.

Diretor do Departamento de Aterosclerose da Sociedade Brasileira de Cardiologia.

Colaboradores

Aline Estefanes Eras Yonamine

Título de Especialista em Ginecologia e Obstetrícia pela Febrasgo

Título de Habilitação em Endoscopia Ginecológica pela Febrasgo

Mestre em Pesquisa em Cirurgia pela Faculdade de Ciências Médicas da Santa Casa de São Paulo

Chefe do setor de Ginecologia Geral da Santa Casa de São Paulo

Andrea Maria Giovannini Bercht

Cardiologista pelo InCor-HCFMUSP.

Especialista em cardiologia pela SBC.

Médica responsável pelo setor de angiotomografia de coronárias do Hospital da Polícia Militar de São Paulo.

Médica responsável pelo setor de angiotomografia de coronárias do CETAM – Diagnóstico por Imagem em Americana.

Anna Luiza Lobão Gonçalves

Título de Especialista em Ginecologia e Obstetrícia pela Febrasgo

Titulo de especialista em Endoscopia Ginecológica e Endometriose pela Febrasgo

Mestrado em Pesquisa em Cirurgia pela Faculdade de Ciências Médicas da Santa Casa de Misericórdia de São Paulo

Doutora em Ciências da Saúde pela Faculdade de Ciências Médicas da Santa Casa de São Paulo

Membro da Comissão de comunicação da Sociedade Brasileira de Endometriose (SBE)

Professora instrutora da Faculdade de Ciências Médicas da Santa Casa de São Paulo

Argemiro Scatolini Neto

Médico Coordenador do Serviço de Arritmias da Santa Casa de São Paulo

Ariane Vieira Scarlatelli Macedo

Médica cardiologista assistente na Irmandade Santa Casa de Misericórdia de São Paulo

Professora do curso de medicina na Faculdade de Ciências Médicas da Santa Casa de São Paulo.

Graduação em Medicina pela Universidade Federal de Minas Gerais

Mestrado em Ciências da Saúde pela Universidade Federal de Minas Gerais

Doutorado em Medicina Translacional pela Universidade Federal de São Paulo.

Residência médica em Clínica Médica no Hospital da Clínicas da USP

Residência médica em Cardiologia no InCor – USP.

Titulo de especialista em Clínica Médica pela Sociedade Brasileira de Clínica Médica

Titulo de especialista em Cardiologia pela Sociedade Brasileira de Cardiologia.

Bruno Maltese Zuffo

Residente em Cirurgia Vascular e Endovascular pela Irmandade da Santa Casa de Misericórdia de São Paulo (ISCMSP); Cirurgião Geral pela ISCMSP; Médico formado pela Faculdade de Ciências Médicas da Santa Casa de São Paulo (FCMSCSP);

Camilla F. Reimberg

Especializanda em Cardiologia pela Santa Casa de São Paulo

Clarice Kobata

Médica dermatologista, mestre em ciências da saúde pela USP, responsável pelo ambulatório de Psoríase da Santa Casa de São Paulo

Cristiano Campanholo

Assistente da Disciplina de Reumatologia, responsável pelo ambulatório de Espondiloartrites da Santa Casa de São Paulo

Cristiano Torres da Silva

Pneumologista pela Santa Casa de Misericórdia de São Paulo

Dawton Torigoe

Chefe da Disciplina de Reumatologia da Santa Casa de São Paulo

Elaine dos Reis Coutinho

Doutora em Ciências pelo Instituto do Coração da Faculdade de Medicina da Universidade de São Paulo

Professora da Disciplina de Cardiologia da Faculdade de Medicina da Pontifícia Universidade Católica de Campinas

Assessora Científica do Departamento de Aterosclerose da Sociedade Brasileira de Cardiologia

Felipe Machado

Cirurgião assistente do departamento de cirurgia da Santa Casa de São Paulo. Mestre em cirurgia pela Faculdade de Ciências Médicas da Santa Casa de São Paulo.

Gabriel Bocalini Soares da Silva

Residente do 4º ano de Pneumologia pela Santa Casa de Misericórdia de São Paulo

Gabriela Araújo Munhoz

Assistente da Disciplina de Reumatologia, responsável pelo ambulatório de Lúpus Eritematoso Sistêmico da Santa Casa de São Paulo

Helizabet Salomão

Título de Especialista em Ginecologia e Obstetrícia pela Febrasgo

Titulo de especialista em Endoscopia Ginecológica e Endometriose pela Febrasgo Mestrado em Pesquisa em Cirurgia pela Faculdade de Ciências Médicas da Santa Casa de Misericórdia de São Paulo

Doutora em Ciências da Saúde pela Faculdade de Ciências Médicas da Santa Casa de São Paulo

Membro da Comissão de comunicação da Sociedade Brasileira de Endometriose (SBE)

Professora instrutora da Faculdade de Ciências Médicas da Santa Casa de São Paulo

Ingrid Ariel Lapas Catiste Fazolin

Especializando do 4º ano de Pneumologia pela Santa Casa de Misericórdia de São Paulo

José Bonadia

Professor Adjunto Faculdade Ciências Médicas Santa Casa de São Paulo e Supervisor do Programa de Residência Médica do Hospital do Servidor Público Estadual de São Paulo

José Francisco Kerr Saraiva

Unidade de Pesquisa Clínica do Instituto Santa Casa da IMSCSP. São Paulo, SP, Brasil

Professor Titular da Disciplina de Cardiologia da Faculdade de Medicina da Pontifícia Universidade Católica de Campinas

Presidente do Departamento de Aterosclerose da Sociedade Brasileira de Cardiologia.

Katarine Rosa Sales

Especializando do 4º ano de Pneumologia pela Santa Casa de Misericórdia de São Paulo

Larissa Brailowsky Pellegrino

Médica Assistente e Coordenadora da Enfermaria de Cardiologia da Irmandade da Santa Casa de Misericórdia de São Paulo

Professora Coordenadora da Disciplina de Propedêutica I da Faculdade de Ciências Médicas da Santa Casa de São Paulo

Luiz Antonio Miorin

Doutor em Nefrologia pela FMUSP. Professor Adjunto de Nefrologia pela FMSCSP.

Responsável Técnico pela Diálise e pelo transplante Renal da Sta Casa de São Paulo.

Luis Eduardo Silva Móz

Graduação em Medicina e Residência em Clínica Médica pela Faculdade de Medicina de Botucatu (FMB-UNESP)

Paula de Mendonça Senra

Residencia em cardiologia pela Irmandade da Santa Casa de Misericórdia de São Paulo,

Fellow em Cardiologia de Precisão pelo CardioGen Incor- FMUSP,

Preceptora na disciplina de Propedêutica na Faculdade de Ciencias Médicas Santa Casa SP.

Paulo Ayroza Ribeiro

Professor Adjunto da Faculdade de Ciências Médicas da Santa Casa de São Paulo

Diretor Científico da Sociedade Brasileira de Endometriose -SBE

Vice Presidente da Comissão Nacional de Laparoscopia da FEBRASGO

Pedro Veronese

Doutor pelo InCor-HCFMUSP.

Cardiologista, arritmologista e eletrofisiologista pelo InCor-HCFMUSP.

Especialista em cardiologia pela SBC.

Especialista em arritmia e eletrofisiologia pela SOBRAC.

Médico do Centro de Arritmias Cardíacas do Hospital Alemão Oswaldo Cruz.

Médico assistente do Serviço de Emergência do Hospital Central da Santa Casa de Misericórdia de São Paulo.

Professor da Faculdade de Ciências Médicas da Santa Casa de SP e da Universidade 9 de Julho.

Renato Moraes Alves Fabbri

Professor Assistente do Departamento de Clínica Médica da Faculdade de Ciências Médicas da Santa Casa de São Paulo (FCMSCSP).

Médico Primeiro Assistente do Serviço de Clínica Médica do Departamento de Medicina da Irmandade da Santa Casa de Misericórdia de São Paulo (ISCMSP).

Mestre em Clínica Médica pela Faculdade de Ciências Médicas da Santa Casa de São Paulo (FCMSCSP).

Especialista em Geritaria pela Sociedade Brasileira de Geriatria e Gerontologia (SBGG) / Associação Médica Brasileira (AMB).

Roberto A Franken

Professor Emérito da Faculdade de Ciências Médicas da Santa Casa de São Paulo

Rodolfo Vaz

Cardiologista pelo Instituto do Coração/FMUSP 2019-2021

Especialista em Doenças Coronárias pelo Instituto do Coração/FMUSP 2021-2022

Especialista em Cardiologia pela Sociedade Brasileira de Cardiologia/SBC

Médico do ambulatório de Coronária da Santa Casa de São Paulo

Ronaldo Rabello

Cardiologista Assistente da Irmandade da Santa Casa de Misericórdia de São Paulo

Professor da Disciplina de Cardiologia da Faculdade de Ciências Médicas da Santa Casa de São Paulo

Gestor em Saúde (Insper)

Rubens José Gagliardi

Professor Titular de Neurologia da FCM Santa Casa de São

Chefe de Disciplina de Neurologia da Santa Casa de São Paulo

Presidente da Associação Paulista de Neurologia

Doutorado em Bases Gerais da Cirurgia (Área do conhecimento: Cancerologia) pela Faculdade de Medicina de Botucatu (FMB-UNESP)

Residência em Oncologia clínica pelo Instituto Brasileiro de Controle do Câncer (IBCC)

Silas Ramos Furquim

Especialista em Insuficiência Cardíaca e Transplante Cardíaco

Médico assistente do ambulatório miocardiopatias da Santa Casa – SP

Vanessa Prado dos Santos

Professora da Universidade Federal da Bahia – UFBA; Doutora em Pesquisa em Cirurgia pela FCMSCSP

Valquíria Pelisser Campagnucci

Mestrado e Doutorado em Medicina, área de concentração em Cirurgia, pela Faculdade de Ciências Médicas da Santa Casa de São Paulo (FCMSCSP).

Médica Chefe de Clínica Adjunto da Cirurgia Cardíaca da ISCMSP, Professora Assistente da FCMSCSP, Supervisora do Programa de Residência e Especialização em Cirurgia Cardiovascular da ISCMSP.

Valter Castelli Júnior

Professor Adjunto da Faculdade de Ciências Médicas da Santa Casa de São Paulo – FCMSCSP; Doutor em Pesquisa em Cirurgia pela FCMSCSP; Titular do Colégio Brasileiro de Cirurgiões (CBC) e da Sociedade Brasileira de Angiologia e Cirurgia Vascular (SBACV)

Sumário

PARTE 1
CARDIOLOGIA NO CONTEXTO DA CLÍNICA MÉDICA

1 Dislipidemias e Doenças Inflamatórias Crônicas **23**
Paula M. Senra | Camilla F. Reimberg | Renato Jorge Alves

2 Hipertensão Arterial **31**
Larissa Brailowsky Pellegrino

3 Miocardiopatia Dilatada **41**
Silas Ramos Furquim

4 Miocardiopatia Restritiva **49**
Pedro Veronese | Andrea Maria Giovannini Bercht

5 Pericardites e Endocardites **59**
Roberto A. Franken

6 Avaliação Cardiológica em Cirurgias Não Cardíacas **65**
Ronaldo Rabello

7 Arritmias Cardíacas **79**
Argemiro Scatolini Neto

8 Miocardite **85**
Ariane Vieira Scarlatelli Macedo

9 Aterosclerose Coronária **95**
Rodolfo Vaz

18 Clínica Médica no contexto da Cardiologia no contexto da Clínica Médica

10 Doenças da Aorta **105**
Felipe Machado

11 Cirurgia Cardíaca **119**
Valquíria Pelisser Campagnucci

PARTE 2
CLÍNICA MÉDICA NO CONTEXTO DA CARDIOLOGIA

12 Metabologia: Síndrome Metabólica e Obesidade.........................**129**
José Francisco Kerr Saraiva | Elaine dos Reis Coutinho

13 Neurologia **141**
Rubens José Gagliardi

14 Pneumologia: Patologias e seus Aspectos Cardiovasculares...................**153**
Cristiano Torres da Silva | Katarine Rosa Sales | Ingrid Ariel Lapas Catiste Fazolin |
Gabriel Bocalini Soares da Silva

15 Gastroenterologia **161**
José Bonadia

16 Doença Renal Crônica e Síndrome Nefrótica: Importantes
Ligações com a Cardiologia e Prognóstico **167**
Luiz Antonio Miorin

17 Reumatologia **177**
Dawton Torigoe | Cristiano Campanholo | Gabriela Araújo Munhoz

18 Oncologia...**185**
Luis Eduardo Silva Móz

19 Dermatologia...**191**
Clarice Kobata

20 Angiologia **201**
Valter Castelli Júnior | Vanessa Prado dos Santos | Bruno Maltese Zuffo

21 Geriatria – Idoso e Doenças Cardiovasculares..**211**
Renato Moraes Alves Fabbri

22 Intersecção da Cardiologia e Ginecologia na Saúde
da Mulher...**221**
Paulo Ayroza Ribeiro | Helizabet Salomão | Anna Luiza Lobão Gonçalves |
Aline Estefanes Eras Yonamine

PARTE 1

CARDIOLOGIA NO CONTEXTO DA CLÍNICA MÉDICA

1

Dislipidemias e Doenças Inflamatórias Crônicas

Paula M. Senra
Camilla F. Reimberg
Renato Jorge Alves

INTRODUÇÃO

As doenças cardiovasculares são uma das principais causas de morbimortalidade no mundo, tendo como principal etiologia o processo de aterosclerose, característico dos vasos acometidos.

Esse processo caracteriza-se, geralmente, pela formação de placas na camada íntima dos vasos, compostas por depósitos de gordura, células inflamatórias, tecido conjuntivo fibroso, células musculares lisas e, em alguns casos, cálcio.

Na fisiopatologia da aterosclerose, destaca-se a correlação significativa entre a dislipidemia, a disfunção endotelial e o processo inflamatório.

Dada essa relação, é fundamental que o médico compreenda as interações inerentes das dislipidemias com os demais sistemas orgânicos. Neste capítulo, abordaremos algumas disfunções orgânicas e metabólicas associadas às dislipidemias.

DISLIPIDEMIAS E ENDOCRINOLOGIA

Na endocrinologia, é fundamental reconhecer a gravidade de pacientes portadores de dislipidemia, especialmente quando esta patologia está associada a doenças endocrinológicas, como o diabetes *mellitus* tipo 2 (DM2).

As anormalidades lipídicas qualitativas na DM2 estão relacionadas a alterações no tamanho das lipoproteínas, com moléculas de VLDL maiores e LDL menores, além da glicação das apolipoproteínas. No caso do LDL-c, o processo de glicação modifica a partícula, facilitando sua oxidação e intensificando a aterogênese.[1] Em relação às anormalidades quantitativas, observa-se frequentemente níveis elevados de triglicerídeos e redução de HDL-c.

Além do DM2, o hipotireoidismo, incluindo sua forma subclínica, também está associado à dislipidemia. Estudos que investigaram a disfunção tireoidiana em populações com altos níveis lipídicos indicaram que o hipotireoidismo subclínico é mais frequente do que se imagina, com prevalência variando entre 2,5% e 11,2%.[2-4]

Quanto ao tratamento com levotiroxina em pacientes com taxas elevadas de colesterol total, as evidências na literatura divergem, não havendo consenso. No entanto, no que se refere à lipoproteína (a), alguns estudos apontam para sua elevação no hipotireoidismo subclínico, que pode ser parcialmente reversível com o tratamento. Contudo, as respostas são oscilantes, e há necessidade de maiores comprovações científicas.[5,6]

DISLIPIDEMIAS E REUMATOLOGIA

As doenças reumatológicas fazem parte do amplo espectro de doenças autoimunes, caracterizando-se por acometimento multissistêmico de início silencioso, o que contribui para sua alta morbimortalidade. Embora os mecanismos envolvidos nessas doenças ainda não estejam completamente esclarecidos, sabe-se que os pacientes apresentam maior risco cardiovascular, devido à inflamação crônica e às alterações no perfil oxidativo. Nas doenças autoimunes, algumas vias inflamatórias estão mais ativas do que outras, favorecendo o estresse oxidativo e a inflamação crônica, o que pode refletir-se no perfil metabólico.

Dislipidemia no lúpus eritematoso sistêmico

Nos pacientes com lúpus eritematoso sistêmico (LES), os níveis de HDL-c podem estar elevados no início da doença. No entanto, é importante avaliar o tipo de molécula envolvida, pois o HDL-c pró-inflamatório pode contribuir para o desenvolvimento de aterosclerose subclínica. Desse modo, recomenda-se um *screening* minucioso para avaliar o espessamento médio-intimal carotídeo, com ou sem detecção de placas ateromatosas por meio de doppler de carótidas, ou a obtenção de um escore de cálcio coronário. Considera-se a presença de aterosclerose subclínica quando a espessura médio-intimal carotídea é superior a 0,9 mm, por exemplo.

Adicionalmente, a avaliação dos pulsos em membros inferiores, visando detectar doença arterial periférica, e a realização de ultrassonografia arterial podem identificar sinais de aterosclerose. O índice tornozelo-braquial (ITB) inferior a 0,9 também é indicativo de aterosclerose subclínica.

Esse rastreamento é de suma importância, pois a doença pode ser assintomática e silenciosa em seus estágios iniciais. Uma detecção precoce facilita o acompanhamento clínico a longo prazo.[7]

Outro achado frequente em pacientes com LES é a redução dos níveis da enzima paraoxonase[-1] (PON[-1]), que protege contra a oxidação do LDL e promove o transporte reverso do HDL-c. No entanto, a redução dos níveis de PON[-1] observada nessa população pode estar associada a complicações da doença.[8]

Dislipidemia na artrite reumatoide

A artrite reumatoide (AR) é uma doença reumatológica associada ao aumento do risco cardiovascular, devido às alterações no perfil lipídico. Estima-se que a AR acometa de 0,2% e 2% da população brasileira, predominantemente mulheres entre a terceira e a quinta décadas de vida.

Pacientes com AR apresentam aterosclerose e calcificação coronariana mais extensas em comparação aos indivíduos sem a doença. Isso sugere que o aumento de eventos cardiovasculares está relacionado a uma atividade aterosclerótica mais intensa e precoce. O estado crônico de inflamação vascular faz com que haja promoção da instabilidade das placas ateroscleróticas, elevando o risco de ruptura. Linfócitos T CD4 e CD8, presentes em placas instáveis, também são encontrados em lesões ósseas erosivas da AR e em pacientes com vasculites.[9]

Ao longo da evolução da AR, a prevalência de fatores de risco cardiovascular pode variar. Observa-se, frequentemente, níveis elevados de LDL-c e redução de HDL-c em comparação ao grupo-controle (pacientes sem AR). Paradoxalmente, evidências apontam que níveis mais baixos de LDL-c estão associados a um maior risco cardiovascular, devido à atividade inflamatória subjacente.[9]

A capacidade antioxidante da HDL é inversamente proporcional à atividade da AR. Em pacientes com AR, as taxas de oxidação estão 56% mais elevadas. Além disso, altos níveis de HDL-c têm sido associados à elevação da velocidade de hemossedimentação (VHS) e da proteína C reativa (PCR) ultrassensível, refletindo atividade pró-inflamatória e oxidativa em curso. Esses fatores, por si só, contribuem para o aumento do risco cardiovascular e para as taxas de aterosclerose subclínica.[9]

DISLIPIDEMIA E NEFROLOGIA

As doenças cardiovasculares permanecem como a principal causa de morte entre pacientes renais crônicos.[10]

Apesar disso, existe certa evidência de paradoxo nesse grupo de pacientes. Conhecido como *reverso epidemiológico*, alguns estudos sugerem que pacientes em diálise com dislipidemia e obesidade apresentam maior sobrevida.

Com o declínio da função renal e, consequentemente, da taxa de filtração glomerular, a remoção desbalanceada das lipoproteínas contribui para alterações nas partículas lipídicas. Na fase inicial, observa-se aumento dos níveis de triglicerídeos e redução do HDL-c. A diminuição da lipólise pode estar associada à redução da atividade da lipase lipoproteica, resultando em hipertrigliceridemia, que, por sua vez, contribui para a redução do HDL-c. Essa redução também pode ser atribuído ao estado inflamatório crônico.[11]

No que diz respeito ao tratamento em pacientes em diálise, recomenda-se não iniciar nem suspender o uso de estatinas, uma vez que, até o momento, não há dados conclusivos na literatura que sustentem essa conduta, exceto em casos em que o uso da estatina tenha demonstrado benefício clínico comprovado.

DISLIPIDEMIA E GASTROENTEROLOGIA

Em relação à gastroenterologia, destacam-se o fígado e o intestino como órgãos-alvo para discussão. A doença hepática gordurosa não alcoólica (DHGNA) e a disbiose são potenciais fatores que elevam o risco cardiovascular. A disbiose pode aumentar esse risco ao intensificar a superexpressão de marcadores inflamatórios, um mecanismo que será abordado mais detalhadamente no capítulo específico de gastroenterologia.

A DHGNA confere um risco elevado de eventos cardiovasculares, sendo esse risco proporcional ao grau de acometimento hepático, frequentemente associado à inflamação e à fibrose.[12] Quanto ao tratamento, a estatina apresenta um efeito de hepatoproteção, com redução de enzimas hepáticas, embora ainda não haja evidências conclusivas sobre sua eficácia na redução do risco cardiovascular nessa população.[1]

Outro ponto de destaque é a associação entre hepatite e a síndrome metabólica. Estudos longitudinais sugerem um risco elevado de desenvolvimento de aterosclerose precoce e doenças cardiovasculares nesses pacientes.[13]

No manejo das dislipidemias em indivíduos com hepatopatia, há preocupações quanto ao potencial aumento das transaminases. Um aumento superior a três vezes o valor basal dessas enzimas pode indicar lesão hepática. Na prática clínica, no entanto, o risco de toxicidade hepática aguda é extremamente baixo, estimado em 1:1.000.000. Nos casos em que ocorre essa alteração, a normalização costuma ocorrer com a suspensão ou redução da estatina utilizada.[14,15]

DISLIPIDEMIA E INFECTOLOGIA

Pacientes portadores do HIV apresentam maior prevalência de doença arterial coronária e maior incidência de síndromes coronarianas agudas. O desenvolvimento da aterosclerose e a ocorrência de eventos cardiovasculares são mais frequentes em pacientes com HIV em comparação a indivíduos sem a doença.

Sabe-se que o efeito da medicação (principalmente dos inibidores da protease), sobre o sistema cardiovascular é impactante e está relacionado a doenças crônicas, como dislipidemia e desenvolvimento de aterosclerose. Contudo, ainda não está bem estabelecido se apenas a resposta imunológica associada à infecção pelo HIV poderia levar ao envelhecimento precoce do sistema vascular. Essa correlação é difícil de avaliar, considerando que estudos estatísticos mostram que mais de 50% dos pacientes HIV positivos são tabagistas.[16]

Alguns mecanismos pelos quais as drogas antirretrovirais podem aumentar o risco cardiovascular incluem a associação da terapia com um índice maior de resistência insulínica, resultando em taxas mais elevadas de diabetes tipo 2. Outros distúrbios lipídicos no HIV também impactariam o metabolismo celular, promovendo uma deposição ectópica de gordura visceral.

DISLIPIDEMIA E DERMATOLOGIA

A pele, como um importante órgão do corpo humano, também pode ser acometida pela dislipidemia e deve ser um dos alvos essenciais do exame clínico. Com papel fundamental no diagnóstico, a pele fornece pistas importantes que podem ser facilmente reconhecidas no ambiente ambulatorial ou na enfermaria de clínica médica. Por terem forte associação com hipercolesterolemia familiar, algumas dessas lesões devem sempre fazer parte do exame clínico pediátrico.

Dentre as manifestações presentes neste contexto, destacam-se os xantomas (depósitos de colesterol, muitas vezes encontrados no interior de macrófagos de localização dérmica). Os xantomas podem ser classificados em:

- *Xantomas planos:* os mais frequentes, caracterizados por placas amareladas, estão mais comumente relacionados a altos níveis de colesterolemia. Em sua subclassificação, incluem-se os xantelasmas, que apresentam característica poligonal e são encontrados nas pálpebras, na maioria dos casos.

28   Parte 1 | Cardiologia no Contexto da Clínica Médica

- *Xantomas tuberosos:* caracterizados por pequenas pápulas e nódulos indolores de tamanho variável, podem indicar, principalmente, altos níveis de colesterol e da fração LDL. Sua formação está mais associada à hiperlipidemia do tipo IIa e do tipo III. São encontrados, na maioria dos casos, nos cotovelos e joelhos.

- *Xantomas tendinosos:* como o próprio nome sugere, estão relacionados às regiões tendíneas. Caracterizam-se por nódulos e têm forte associação com hipercolesterolemia familiar, principalmente na presença de xantomas no tendão de Aquiles.

- *Xantomas eruptivos:* caracterizados por múltiplas pápulas acompanhadas de halos com eritema, estão comumente associados a altos níveis de triglicerídeos.[17]

Referências

1. Alves, R.J.; Santos, R.D. *Dislipidemia na prática clínica.* São Paulo: Editora dos Editores, 2023.
2. Pirich C, Mullner M, Sinzinger H. Prevalence and relevance of thyroid dysfunction in 1922 cholesterol screening participants. *J Clin Epidemiol.* 2000;53(6):623-29.
3. Series JJ, Biggart EM, O'Reilly DS, et al. Thyroid disfunction and hypercholesterolaemia in the general population of Glasgow, Scotland. *Clin Chim Acta.* 1988;172(2-3):217-21.
4. Teixeira PFS, Reis FAA, Reuters VS, et al. *Revista Brasileira de Cardiologia (SOCERJ).* 2004;17(1).
5. Arem R, Escalante DA, Arem N, et al. Effect of L-thyroxine therapy on lipoprotein fractions in overt and subclinical hypothyroidism, with special reference to lipoprotein(a). *Metabolism.* 1995;44:1559-63.
6. Kung AWC, Pang RWC, Janus ED. Elevated serum lipoprotein(a) in subclinical hypothyroidism. *Clin Endocrinol (Oxf).* 1995;43:445-49.
7. Nascimento IS, Quaio CRDC, Sinicato NA, et al. Aspects of atherosclerosis and metabolic syndrome in lupus erythematosus. *Acta Reumatol Port.* 2010;35(3):294-300.
8. Canales A, Sánchez-Muniz FJ. Paraoxonase, something more than an enzyme? *Med Clin (Barc).* 2003;121(14):537-48. doi:10.1016/s0025-7753(03)74011-1.
9. Brenol CV, Monticielo OA, Xavier RM, et al. Rheumatoid arthritis and atherosclerosis. *Rev Assoc Med Bras (1992).* 2007;53(5):465-70. doi:10.1590/s0104-42302007000500026.
10. Iseki K, Yamazato M, Tozawa M, et al. Hypocholesterolemia is a significant predictor of death in a cohort of chronic hemodialysis patients. *Kidney Int.* 2002 May;61(5):1887-93.
11. Fellstrom BC, Jardine AG, Schmieder RE, et al. AURORA Study Group. Rosuvastatin and cardiovascular events in patients undergoing hemodialysis. *N Engl J Med.* 2009;360(14):1395-407. Erratum in: N Engl J Med. 2010 Apr 15;362(15):1450.
12. Calderon RM, Cubeddu LX, Goldberg RB, Schiff ER. Statins in the treatment of dyslipidemia in the presence of elevated liver aminotransferase levels: a therapeutic dilemma. *Mayo Clin Proc.* 2010;85(4):349-56.
13. Bansal S, Buring JE, Rifai N, et al. Fasting compared with nonfasting triglycerides and risk of cardiovascular events in women. *JAMA.* 2007;298(3):309-16.

14. Georgescu E, Catu D, Stoica RM, et al. Fluvastatin as out-of-label enhancer for early and sustained virological response in chronic hepatitis C treated with peginterferon and ribavirin. *J Hepatol.* 2010;52(Suppl 1):5-110.
15. Targher G, Day CP, Bonora E. Risk of cardiovascular disease in patients with nonalcoholic fatty liver disease. *N Engl J Med.* 2010;363(14):1341-50.
16. Ashot Avagimyan A, Pogosova N, Lev Kakturskiy L, et al. HIV-Related Atherosclerosis: State-of-the-Art-Review. *Curr Probl Cardiol.* 2023 Sep;48(9):101783. doi:10.1016/j.cpcardiol.2023.101783. Epub 2023 May 11.
17. Atualização da Diretriz Brasileira de Dislipidemias e Prevenção da Aterosclerose – 2017. *Arq Bras Cardiol.* 2017;109(2 suppl 1):1-76.

2

Hipertensão Arterial

Larissa Brailowsky Pellegrino

INTRODUÇÃO

A hipertensão arterial sistêmica (HAS) é uma doença crônica de causa multifatorial, caracterizada pela elevação persistente da pressão arterial (PA), com valores de PA sistólica (PAS) maiores ou iguais a 140 mmHg e/ou PA diastólica (PAD) maiores ou iguais a 90 mmHg.[1]

A HAS é o fator de risco cardiovascular (CV) modificável mais prevalente e uma das principais causas de morte em todo o mundo. A PAS eleva-se linearmente com o aumento da idade, enquanto a PAD apresenta aumento até os 50-60 anos; após esse período, seus valores tendem a diminuir devido ao aumento da rigidez arterial causada pelo envelhecimento. Essa diferença aumentada entre a PAS e a PAD resulta no aumento da pressão de pulso. No entanto, tanto a hipertensão sistólica quanto a diastólica estão fortemente associadas a eventos CV. Segundo a Organização Mundial da Saúde, a prevalência atual da HAS é de 1,28 bilhão de pessoas entre 30 e 79 anos em todo o mundo, sendo dois terços dessa população provenientes de países de baixa e média renda, com maior prevalência na população afrodescendente.[2,3]

Por se tratar de uma doença frequentemente assintomática, parte dos portadores de HAS é diagnosticada tardiamente, quando já há alterações estruturais e/ou funcionais com lesão em órgãos-alvo (LOA).

Parte 1 | Cardiologia no Contexto da Clínica Médica

A LOA caracteriza-se por modificações estruturais e/ou funcionais em artérias ou órgãos (coração, rins, encéfalo e retina) causadas pela elevação da PA.

Na avaliação do paciente hipertenso, deve-se investigar a presença ou os sinais precoces de hipertrofia ventricular esquerda, doença renal crônica (DRC) a partir do estágio 3 (TFGe < 60 mL/min/1,73 m^2), microalbuminúria (albuminúria entre 30 e 300 mg/24 h ou relação albumina-creatinina urinária de 30 a 300 mg/g) e retinopatia hipertensiva.[1,4]

A HAS associa-se a fatores de risco metabólicos para doenças dos sistemas cardiocirculatório e renal, tais como dislipidemia, obesidade abdominal, intolerância à glicose e diabetes *mellitus* (DM). Além disso, apresenta uma associação independente, linear e contínua com doença cerebrovascular, doença cardiovascular (DCV), DRC e morte prematura. É considerada o fator de risco mais importante para acidente vascular encefálico isquêmico (AVEI) ou hemorrágico (AVEH), demonstrando uma relação direta com os níveis pressóricos.[4,5]

Apresenta relevante impacto na saúde pública, nos custos médicos e socioeconômicos em decorrência das complicações fatais e não fatais, como doença arterial coronária (DAC), insuficiência cardíaca (IC), fibrilação atrial (FA), morte súbita, AVEI ou AVEH, demência, DRC com necessidade de terapia de substituição renal e doença arterial obstrutiva periférica (DAOP).[5]

Devido à alta prevalência da HAS na população geral e ao seu importante papel como causa de morte e morbidade, sua detecção é de importância crucial para a saúde pública. É necessário que o diagnóstico seja o mais precoce possível para evitar complicações causadas pela doença. Apesar da evidência limitada sobre a frequência ideal de rastreamento, é recomendado que a pressão arterial seja aferida em todas as consultas médicas em pacientes a partir dos 18 anos, principalmente naqueles com risco aumentado de desenvolver HAS, como adultos a partir dos 40 anos de idade, negros, obesos ou com sobrepeso, sedentários, adeptos de dieta rica em sódio, portadores de apneia obstrutiva do sono e mulheres com histórico de hipertensão gestacional e pré-eclâmpsia.[6]

FISIOPATOLOGIA

A HAS é classificada em primária e secundária. A HAS primária, também conhecida como "HAS essencial", é a forma mais comum da doença e ocorre devido à interação de fatores genéticos, fatores ambientais e o processo de envelhecimento. Tanto os fatores genéticos quanto os ambientais atuam na regulação do sistema cardiovascular, levando ao aumento da resistência vascular sistêmica e, consequentemente, ao aumento da PA.[3]

A HAS primária possui um fenótipo multifatorial e pode ser acompanhada por alterações no sistema renina-angiotensina-aldosterona, sistema nervoso autônomo cardíaco e vascular, sistema endotelial e outros sistemas que regulam a função vascular, incluindo óxido nítrico e peptídeos natriuréticos. Além disso, o sistema imunológico também desempenha um papel na fisiopatologia por meio da ativação de células imunológicas e inflamatórias, aumentando o estresse oxidativo e a produção de espécies reativas de oxigênio. Esse aumento do estado inflamatório, associado aos outros fatores mencionados, propicia o desenvolvimento da HAS, bem como o início e a progressão de LOA.[7]

As alterações moleculares envolvidas na patogênese da HAS levam a um aumento crônico da PA, que, a médio e longo prazo, afeta o sistema CV, promovendo o remodelamento cardíaco e do leito arterial.[7]

Por outro lado, a HAS secundária resulta de uma doença ou alteração orgânica "primária" e representa uma fração menor da prevalência geral de hipertensão. Deve ser investigada sempre que a história clínica, o exame físico ou os exames complementares despertarem a suspeita da doença. A investigação diagnóstica pode ser orientada pela idade do paciente e pelos indícios clínicos apresentados, sendo os mais comuns: hipertensão em estágio 3 antes dos 30 anos ou após os 55 anos; hipertensão resistente ou refratária; uso de medicações, hormônios ou substâncias que possam elevar a PA; tríade do feocromocitoma (palpitações, sudorese e cefaleia), apneia obstrutiva do sono, entre outros.[1]

Os portadores de HAS secundária frequentemente apresentam hipertensão grave, com risco CV e renal alto ou muito alto, além de maior ocorrência de LOA.

As formas secundárias de hipertensão requerem abordagens diagnósticas específicas, que permitam detectar suas causas e selecionar o tratamento medicamentoso eficaz, bem como o tratamento intervencionista apropriado para o controle dos valores pressóricos.[1,3]

Hipertensão arterial resistente e refratária

Denomina-se hipertensão arterial resistente, os casos em que a PA de consultório permanece com valores ≥140/90 mmHg, apesar do uso de três ou mais classes de fármacos anti-hipertensivos com ações sinérgicas, em doses máximas preconizadas ou toleradas, sendo um deles preferencialmente um diurético tiazídico.

Quando a PA se mantém ≥140/90 mmHg na vigência de cinco ou mais fármacos anti-hipertensivos, incluindo espironolactona e um diurético de longa ação, denomina-se hipertensão refratária.

As hipertensões resistente e refratária, assim como a HAS primária, são condições multifatoriais, o que resulta em diferentes graus de refratariedade aos fármacos anti-hipertensivos. A hipertensão resistente geralmente está associada ao aumento da volemia, retenção de fluidos, hipersensibilidade ao sódio, hiperaldosteronismo

34 Parte **1** | Cardiologia no Contexto da Clínica Médica

e disfunção renal, o que justifica a indicação e a boa resposta aos diuréticos. Por outro lado, a hipertensão refratária é predominantemente caracterizada pela hiperatividade do sistema nervoso simpático e por maior rigidez vascular.[1,8]

DIAGNÓSTICO E CLASSIFICAÇÃO DA HAS

A avaliação inicial de um paciente com HAS requer a confirmação do diagnóstico, avaliação do risco CV e de possíveis LOA, além de investigação de causas secundárias, quando houver suspeita de HAS secundária. Para isso, é necessário realizar a medição da PA no consultório e/ou fora dele, coletar a história médica do paciente (incluindo história familiar), realizar exame físico e proceder à investigação clínica e laboratorial.[1,3]

O diagnóstico de HAS não deve ser baseado exclusivamente na medida da PA em apenas uma consulta médica. Segundo as diretrizes de hipertensão arterial, quando a PA medida no consultório apresenta valores de PAS ≥140 mmHg ou PAD ≥90 mmHg, os valores pressóricos devem ser confirmados em mais duas ou três consultas devido à sua variabilidade, a menos que os valores registrados na primeira consulta estejam acentuadamente elevados (hipertensão grau 3) ou que o paciente apresente alto risco CV, DVC estabelecida ou LOA.[2,3]

Para os demais pacientes, é necessário realizar medições repetidas da PA em visitas médicas subsequentes para confirmar valores pressóricos persistentemente elevados e classificar o estágio da HAS (conforme a Tabela 2.1). O número de visitas ao médico e o período entre elas dependerá do estágio da HAS. Dessa forma, pacientes nos estágios 2 e 3, com alto risco CV e/ou presença de LOA, requerem maior número de visitas, com menor intervalo de tempo entre elas.[1,3]

Outra forma de confirmar o diagnóstico de HAS é por meio de medições da PA realizadas fora do consultório, utilizando a monitorização residencial da pressão arterial (MRPA) ou a monitorização ambulatorial da pressão arterial (MAPA).[1]

Tabela 2.1. Estágios da HAS

Classificação	PAS (mmHg)		PAD (mmHg)
PA ótima	< 120	e	< 80
PA normal	120-129	e/ou	80-84
Pré-hipertensão	130-139	e/ou	85-89
HAS Estágio 1	140-159	e/ou	90-99
HAS Estágio 2	160-179	e/ou	100-109
HAS Estágio 3	≥ 180	e/ou	≥ 110
HAS sistólica isolada	≥ 140	e	< 90
HAS diastólica isolada	< 140	e	≥ 90

A MRPA é uma forma eficaz de obter várias medidas da pressão arterial com um custo relativamente baixo e geralmente bem aceita pelos pacientes. Idealmente, a PA domiciliar deve ser monitorada entre 3 e 7 dias, com medidas duplicadas (realizadas com 1 minuto de intervalo entre elas) pela manhã e à noite. Além de os dados fornecidos pela MRPA serem mais reprodutíveis que os obtidos em medições no consultório, esse método também permite avaliar a variabilidade diária da PA, estando fortemente relacionado com a presença de LOA e com a predição de morbidades.[3,9]

A MAPA, assim como a MRPA, fornece diversas medições da PA no ambiente habitual do paciente. No entanto, apresenta maior reprodutibilidade dos valores médios de PA durante as atividades diárias, cotidianas e no período de sono. Entre suas vantagens adicionais estão a capacidade de medir a variabilidade da PA durante 24 horas, avaliar o aumento matinal da PA e identificar alterações no descenso noturno. Além disso, a MAPA permite detectar episódios de hipotensão e hipertensão durante o exame e analisar os valores da PA entre os períodos de ingestão das medicações. Contudo, esse método tem como limitações o custo elevado e a baixa disponibilidade no sistema público de saúde.[9]

Tanto na MRPA quanto na MAPA, as aferições são realizadas no ambiente habitual do paciente, evitando o viés causado pela presença do médico, o que pode influenciar os valores da PA. Como resultado, os valores de PA ambulatorial tendem a ser inferiores aos valores obtidos em consultório. Assim, o limiar para hipertensão ambulatorial é definido como uma PAS média de 24 horas de 130 mmHg ou uma PAD de 80 mmHg, valores que correspondem a uma PA de consultório de 140 ou 90 mmHg. Ambos os métodos são importantes para identificar pacientes com hipertensão mascarada ou hipertensão do avental branco.[2,9]

A hipertensão mascarada é caracterizada por valores normais de PA no consultório médico e elevados fora dele. Já a hipertensão do avental branco apresenta o padrão oposto, com PA elevada no consultório e normal fora dele. Ambas as condições são bastante frequentes na prática clínica, com prevalências de até 15% para hipertensão mascarada e entre 30% e 40% para hipertensão do avental branco.[1]

METAS PRESSÓRICAS E RISCO CARDIOVASCULAR

Entre os pacientes hipertensos, mais de 50% apresentam fatores de risco CV, resultando em um aumento importante no risco CV. Quando associados à HAS, esses fatores elevam o risco de DAC, AVE, e doenças renais e arteriais periféricas.[1]

A avaliação do risco CV é de suma importância em pacientes hipertensos e pode ser estimada por meio de escores simples, baseados nos níveis de PA, na presença de fatores de risco adicionais e comorbidades, definindo, assim, as metas pressóricas a serem atingidas.[1]

De forma geral, objetiva-se a redução da pressão arterial para valores inferiores a 140/90 mmHg. Contudo, as metas devem ser definidas individualmente, considerando fatores como idade, presença de doenças CV e/ou fatores de risco adicionais.[1,3]

Para hipertensos com baixo ou moderado risco CV, a meta de tratamento é alcançar valores inferiores a 140/90 mmHg. Entretanto, em hipertensos com alto risco CV, a meta da PA é < 130/80 mmHg. Como esse grupo abrange pacientes com fatores de risco e comorbidades heterogêneas, algumas metas precisam ser individualizadas.

Para pacientes com história de AVE prévio, recomenda-se uma PAS entre 120 e 130 mmHg. No entanto, em indivíduos mais idosos e/ou com DAC ou DAP associada, a PA não deve atingir valores inferiores a 120/70 mmHg, devido ao maior risco de eventos CV e mortalidade. Em hipertensos diabéticos, o controle pressórico é fundamental para a proteção renal e a redução da albuminúria. Assim, a meta de PA deve ser < 130/80 mmHG, sem ultrapassar valores < 120/70 mmHg.

Entre hipertensos com DRC, o alvo pressórico é < 130/80 mmHg. Nos pacientes com DRC terminal, os benefícios do controle intensivo da PA permanecem incertos. Independentemente da meta a ser alcançada, a redução da PA nesses pacientes exige monitoramento cuidadoso de eventos adversos, especialmente redução da função renal e alterações eletrolíticas.[3,9]

TRATAMENTO

Tratamento não farmacológico

O tratamento não farmacológico é uma importante ferramenta adjuvante no controle da hipertensão. Os pacientes devem ser devidamente orientados sobre os fatores que interferem diretamente no controle pressórico e os benefícios de adotar mudanças no estilo de vida, independente da associação com a terapia medicamentosa.[1,3]

A adoção de um estilo de vida saudável é fundamental para prevenir ou retardar o início da hipertensão, reduzir os valores da PA e diminuir o risco CV associado.

Indivíduos com um estilo de vida saudável apresentam valores pressóricos aproximadamente 4-5 mmHg mais baixos do que aqueles sem hábitos saudáveis, independentemente do risco genético subjacente. Além disso, as medidas de estilo de vida saudável podem otimizar a redução da PA quando associadas ao uso de medicamentos e diminuir o número de fármacos necessários para o controle pressórico. Contudo, as mudanças no estilo de vida nunca devem atrasar o início da terapia medicamentosa, quando esta for indicada.[1,4]

O tratamento deve começar com a educação do paciente e de seus familiares sobre a doença e os riscos associados, incluindo orientações dietéticas e a importância do consumo de frutas, hortaliças, laticínios com baixo teor de gordura, cereais integrais, oleaginosas em quantidades moderadas, além da redução significativa do consumo de gorduras, doces, bebidas açucaradas e carnes vermelhas. O consumo de sódio deve ser restrito a 2 g/dia.

Além disso, pacientes com sobrepeso ou obesidade devem ser motivados a perder peso, com o objetivo de atingir um índice de IMC < 25 kg/m². Como parte do tratamento não farmacológico, e também como forma de alcançar a meta de IMC, recomenda-se a prática de atividade física regular, com pelo menos 150 minutos por semana de exercícios de intensidade moderada.

A cessação de vícios, como tabagismo e consumo excessivo de álcool, também deve ser incentivada, com o apoio de orientações específicas, psicoterapia e, quando necessário, tratamento medicamentoso associado.[1,3,4]

Tratamento farmacológico

A meta do tratamento farmacológico é a redução da PA com o objetivo principal de diminuir os desfechos CV e a mortalidade associados à HAS. A redução da PAS em 10 mmHg e da pressão arterial diastólica (PAD) em 5 mmHg, por meio do tratamento medicamentoso, impacta significativamente na redução significativa do risco relativo de desfechos maiores, como AVE, DAC, IC e mortalidade CV.[1,4]

Há cinco classes de anti-hipertensivos que demonstraram eficácia na redução da PA e do risco de desfechos CV e que devem ser preconizadas no tratamento da HAS: diuréticos (DIU), bloqueadores dos canais de cálcio (BCC), inibidores da enzima conversora de angiotensina (IECA), bloqueadores dos receptores da angiotensina II (BRA) e betabloqueadores (BB).[1,5]

As demais classes de fármacos hipotensores – alfabloqueadores, simpatolíticos de ação central e vasodilatadores diretos – devem ser usadas apenas quando o controle adequado da PA não for alcançado com as combinações das principais classes de anti-hipertensivos, pois essas últimas apresentam maior incidência de eventos adversos.[3,5]

O tratamento farmacológico da HAS pode ser iniciado tanto com monoterapia quanto com a combinação de dois ou mais medicamentos.[1,3]

A monoterapia pode ser a estratégia inicial de tratamento para hipertensos em estágio 1, com baixo risco CV, muito idosos e/ou indivíduos frágeis. As classes de escolha para tratamento em monoterapia incluem os DIU tiazídicos, BCC, IECA e BRA. Os BB podem ser considerados como fármacos hipotensores iniciais em cenários específicos, como pós-infarto agudo do miocárdio, angina estável, IC com fração de ejeção reduzida e controle da FC, quando os benefícios dessa classe medicamentosa superam os das demais.[3,10]

O tratamento farmacológico combinado parece ser a estratégia preferencial para a maioria dos pacientes hipertensos, independentemente do estágio da HAS e do risco CV. A combinação de fármacos otimiza o efeito anti-hipertensivo ao atuar em mecanismos fisiopatológicos distintos, promovendo ações sinérgicas e inibindo a ativação de mecanismos contrarregulatórios. Além disso, essa combinação de fármacos pode reduzir potencialmente a ocorrência de efeitos colaterais, devido ao uso de doses menores de cada fármaco envolvido ou à capacidade de um dos medicamentos antagonizar os efeitos adversos do outro. A terapia combinada apresenta maior adesão e sucesso quando os fármacos são administrados em um único comprimido.

O início do tratamento deve combinar dois medicamentos com mecanismos de ação distintos, exceto na associação de DIU tiazídicos com DIU poupadores de potássio. A associação de IECA com BRA não deve ser adotada devido ao maior risco de hiperpotassemia, hipotensão arterial e síncope, além de não apresentar benefícios clínicos cardiovasculares. Se a meta pressórica não for alcançada, recomenda-se o ajuste das doses e/ou a inclusão de um terceiro fármaco. Caso a PA alvo ainda não seja atingida, deve-se adicionar mais medicamentos, com a espironolactona sendo preferencialmente a quarta medicação a ser associada.[1,3,10,11] De acordo com as Diretrizes Brasileiras de Hipertensão Arterial, recomenda-se que a terapia combinada seja iniciada da seguinte forma[1]:

- Combinação de dois fármacos: IECA ou BRA + BCC ou DIU.
- Combinação de três fármacos: IECA ou BRA + BCC + DIU.
- Combinação de quatro fármacos: IECA ou BRA + BCC + DIU + espironolactona.
- Combinação de cinco ou mais fármacos: BB e/ou vasodilatadores e/ou simpatolíticos centrais e/ou alfabloqueadores.

CONCLUSÃO

A hipertensão arterial é uma condição de alta frequência na prática clínica e representa um dos principais fatores de risco cardiovascular.

Seu diagnóstico pode ser realizado pelo clínico geral, mas o acompanhamento, na presença de outros fatores de risco e/ou lesões de órgãos-alvo, geralmente será conduzido pelo cardiologista. Suas complicações podem envolver outras especialidades, como nefrologia, neurologia, endocrinologia etc.

Esses aspectos fazem da HAS uma doença que exige abordagem multidisciplinar, com cuidados intensivos e eficazes.

REFERÊNCIAS

1. Barroso WKS, Rodrigues CIS, Bortolotto LA, et al. Diretrizes Brasileiras de Hipertensão Arterial – 2020. *Arq Bras Cardiol.* 2021;116(3):516-658.
2. Lauder L, Mahfoud F, Azizi M, et al. Hypertension management and cardiovascular comorbidities. *Eur Heart J.* 2023;44:2066-77.
3. Mancia G, Kreutz R, Brunström M, et al. 2023 ESH Guidelines for the management of arterial hypertension. *J Hypertens.* 2023;41(12).
4. Arnett DK, Blumenthal RS, Albert MA, et al. ACC/AHA Guideline on the Primary Prevention of Cardiovascular Disease. *JACC.* 2019;74(10):e177-232.
5. Carey RM, Muntner P, Bosworth HB. Prevention and Control of Hypertension. JACC Health Promotion Series. *J Am Coll Cardiol.* 2018;71(19):2199-269.
6. Krist AH, Davidson KW, Mangione CM, et al. Screening for hypertension in adults: US Preventive Services Task Force Reaffirmation Recommendation Statement. *JAMA.* 2021;325: 1650-6.
7. Oparil S, Acelajado M, Bakris G, et al. Hypertension. *Nat Rev Dis Primers.* 2018;4:18014.
8. Carey RM, Calhoun DA, Bakris GL, et al. Resistant hypertension: detection, evaluation, and management: a scientific statement from the American Heart Association. *Hypertension.* 2018;72(5):e53-e90.
9. Stergiou GS, Palatini P, Parati G, et al., 2021 European Society of Hypertension practice guidelines for office and out-of-office blood pressure measurement. *J Hypertens.* 2021;39:1293-2130.
10. Williams B, Mancia G, Spiering W, et al. 2018 ESC/ESH Guidelines for the management of arterial hypertension: The Task Force for the management of arterial hypertension of the European Society of Cardiology and the European Society of Hypertension: *J Hypertens.* 2018;36(10):1953-2041.
11. Yusuf S, Sleight P, Anderson C, Et al. Telmisartan, Ramipril, or Both in Patients at High Risk for Vascular Events. *N Engl J Med.* 2008;358:1547-59.

3

Miocardiopatia Dilatada

Silas Ramos Furquim

INTRODUÇÃO

Miocardiopatia dilatada é definida como a dilatação e a disfunção sistólica do ventrículo esquerdo ou biventricular, que não são explicadas por condições de sobrecarga anormais ou coronariopatia. Trata-se de uma das etiologias mais frequentes de insuficiência cardíaca e a principal causa de transplante cardíaco em todo o mundo.[1,2]

As causas podem ser classificadas como genéticas e não genéticas. Entre as causas genéticas, destacam-se variantes patogênicas e provavelmente patogênicas. Já entre as causas não genéticas, incluem-se infecções, drogas e toxinas, causas metabólicas e endocrinológicas, inflamatórias e autoimunes, doenças neuromusculares, gravidez e taquiarritmias (Tabela 3.1).[3]

Tabela 3.1. Causas de miocardiopatia dilatada

Causas genéticas	
Gene	Proteína
TTN	Titina
LMNA	Lamina A/C

Causas genéticas	
Gene	**Proteína**
RBM20	RNA-*binding motif protein*-20
PLN	Fosfolambam
FLNC	Filamina C
DES	Desmina
DMD	Distrofina
MYH7	Cadeia pesada da betamiosina
TNNT2	Troponina T
TPM1	Tropomiosina
MYBPC3	Proteína C 3 ligadora da miosina
SCN5A	Canal de sódio voltagem dependente subunidade alfa 5
Infecções	
Protozoários Doença de Chagas, toxoplasmose, esquistossomose Viral Adenovírus, Coxsackie A e B, citomegalovírus, Epstein-Barr, HIV, parvovírus, herpes-vírus humano-6	Avaliar história clínica, epidemiologia, região de origem e sorologias
Drogas e toxinas	
Álcool, cocaína, antracíclicos, trastuzumabe	Avaliar a história de exposição e doses cumulativas
Metabólicas/endocrinológicas	
Tireotoxicose, deficiência de tiamina, uremia, feocromocitoma, Cushing, acromegalia, hiperaldosteronismo	Avaliar história clínica e exames laboratoriais
Inflamatórias/autoimunes	

Causas genéticas	
Gene	**Proteína**
Miocardites Sarcoidose Vasculites (Takayasu, granulomatose eosinofílica com poliangiíte e poliarterite nodosa) Esclerose sistêmica Dermatomiosite Lúpus eritematoso sistêmico	História clínica e exames direcionados (troponina, biópsia endomiocárdica, ressonância magnética, tomografia, FAN, anti-SCL 70, CPK, aldolase, antifosfolípides, C3 e C4
Doenças neuromusculares	
Distrofia de Duchenne Distrofia de Becker Distrofia muscular de Emery-Dreifuss	Dosagem CPK, avaliação do fenótipo e teste genético
Gravidez	
Miocardiopatia periparto	IC *de novo*, entre o último trimestre da gravidez e até 6 meses pós-parto
Taquiarritmias	
Taquicardiomiopatia	Avaliação por ECG e Holter

As miocardiopatias manifestam-se por meio da síndrome de insuficiência cardíaca (IC), caracterizada por sinais e sintomas sugestivos de congestão sistêmica, pulmonar e/ou baixo débito. Entre os sinais e sintomas, destacam-se: dispneia aos esforços, inicialmente aos grandes esforços e evoluindo, em alguns casos, para dispneia em repouso; edema de membros inferiores; dispneia paroxística noturna; e ortopneia.

A anamnese e o exame físico, associados a exames complementares como radiografia de tórax, eletrocardiograma, ecocardiograma e peptídeos natriuréticos, são fundamentais para o diagnóstico e classificação da insuficiência cardíaca[4-6] (Tabela 3.2).

Tabela 3.2. Sinais e sintomas de insuficiência cardíaca

Dispneia	Crepitações pulmonares	Refluxo hepatojugular
Ortopneia	Edema periférico	Terceira bulha cardíaca
Dispneia paroxística noturna	Ascite	*Ictus* desviado para esquerda
Bendopneia	Hepatomegalia	Taquicardia
Cardiomegalia a radiografia	Turgência jugular	Perfusão tecidual reduzida

A IC é classificada conforme a Fração de Ejeção (FE). Pacientes com FE entre 41% e 49% são classificados como IC com FE levemente reduzida (ICFELr) e aqueles com FE ≤ 40% como IC com FE reduzida (ICFER).[4,6]

Uma situação desafiadora é o diagnóstico diferencial em pacientes com comorbidades que podem causar dispneia, como a doença pulmonar obstrutiva crônica (DPOC), por exemplo. Nesse contexto, os biomarcadores BNP e NT-proBNP, que já têm um papel bem estabelecido no diagnóstico de IC, podem ser úteis em casos duvidosos. Valores de BNP < 35 pg/mL ou NT-proBNP < 125 pg/mL praticamente excluem o diagnóstico de IC, enquanto níveis elevados em pacientes com DPOC que apresentam dispneia progressiva, a despeito de terapêutica adequada, podem sugerir um quadro de IC ainda não diagnosticado.[5]

Não há recomendação para guiar o tratamento com base nesses exames; contudo, os valores de peptídeos natriuréticos e sua resposta ao tratamento estão associados ao prognóstico. É importante lembrar que algumas condições podem influenciar os valores dos peptídeos natriuréticos, que podem estar elevados em situações como anemia, insuficiência renal crônica e idade avançada, e apresentar níveis mais baixos na obesidade. Em pacientes que utilizam Sacubitril/Valsartana, deve-se monitorar o NT-proBNP, uma vez que o fármaco eleva os níveis de BNP devido à inibição de sua degradação.[5]

Com o objetivo de reduzir sintomas, o uso de diuréticos, como a furosemida, está indicado. Recentemente, estudos demonstraram o papel da associação de acetazolamida e hidroclorotiazida em pacientes com hipovolemia refratária, mesmo com o uso de furosemida em doses moderadas ou altas.[7,8]

Para a redução da mortalidade, estão indicados: betabloqueadores (bisoprolol, carvedilol ou succinato de metoprolol), inibidores de mineralocorticoides, inibidores da enzima de conversão de angiotensina (iECA), bloqueadores do receptor de angiotensina (BRA) ou o inibidor da neprilisina Sacubitril/Valsartana (INRA), em substituição ao iECA ou BRA, para pacientes sintomáticos que já utilizam terapia tripla otimizada.

Recentemente, foi incorporado ao esquema terapêutico o inibidor do SGLT2 (iSGLT2) para pacientes sintomáticos, apesar da terapia anterior otimizada, com benefício na redução da mortalidade[4,6] (Figura 3.1).

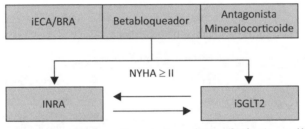

Figura 3.1. Esquema de tratamento medicamentoso da insuficiência cardíaca.
Fonte: Adaptada da Marcondes-Braga et al., 2021.

A doença de Chagas (DC) ainda é frequente em nosso meio. Após o período de infecção aguda, na fase crônica, aproximadamente 60% dos indivíduos não apresentam manifestações clínicas. No entanto, até 30% desenvolvem a forma cardíaca, e 10% apresentam a forma gastrointestinal, com esofagopatia e/ou colopatia. Na fase crônica, mesmo na presença de acometimento cardíaco grave, o tratamento etiológico não está indicado.[9]

Outra dificuldade enfrentada na prática clínica, em pacientes com DPOC e IC, é a prescrição de betabloqueadores, devido ao receio de piora do quadro pulmonar. O uso de betabloqueadores β1-seletivos (metoprolol, bisoprolol ou nebivolol) pode ser preferível, pois têm menor impacto sobre a função pulmonar. Entretanto, há evidências científicas de que betabloqueadores não seletivos (p. ex., carvedilol) podem ser usados com segurança e são fundamentais para a redução da mortalidade na IC.[5]

É importante salientar que o uso de doses otimizadas de betabloqueadores está relacionado a um melhor prognóstico. Por isso, em cada consulta, é necessário avaliar a possibilidade de otimização das doses até atingir o alvo ou a dose máxima tolerada.[6]

Além da instituição da terapêutica adequada, o tratamento da causa de base da miocardiopatia é de suma importância. O diagnóstico de causas potencialmente curáveis pode trazer melhora da disfunção ventricular. São exemplos o feocromocitoma e o hiperaldosteronismo, que podem ser tratados cirurgicamente, bem como a identificação de tireotoxicose ou doenças autoimunes, cujo controle também pode impactar diretamente no quadro cardíaco.[3]

Alguns casos podem evoluir para insuficiência cardíaca avançada, mesmo com tratamento otimizado. É importante identificar esses pacientes para avaliação de terapias avançadas, como transplante cardíaco ou dispositivos de assistência ventricular. Nesse sentido, a atualização de Tópicos Emergentes da Diretriz Brasileira de Insuficiência Cardíaca propôs um mnemônico para a identificação de pacientes com insuficiência cardíaca avançada[4] (Tabela 3.3).

Tabela 3.3. Sinais de alerta no paciente com IC avançada

I	Inotrópico dependente/intolerância à terapia otimizada
N	NYHA III/IV persistente
E	Ejeção (fração) menor que 20%
E	Edema persistente, refratário a doses progressivas de diuréticos
D	Desfibrilador (choque apropriado recorrente)
H	Hospitalizações e visitas à emergência recorrentes nos últimos 12 meses

E	Elevação persistente de peptídeos natriuréticos
L	Lesão em órgão-alvo
P	Pressão arterial sistólica persistentemente menor que 90 mmHg

Fonte: Adaptada da Marcondes-Braga et al., 2021.

CONCLUSÃO

As miocardiopatias possuem uma ampla gama de causas e continuam a representar um desafio na prática clínica. Manifestam-se por meio da síndrome de IC, mas com peculiaridades que variam conforme a causa de base. A pesquisa etiológica pode possibilitar tratamentos direcionados e alterar a história natural da doença.

A anamnese, associada ao exame físico, pode auxiliar outros especialistas (como clínico geral, geriatra, endocrinologista, reumatologista, nefrologista, entre outros) na identificação da doença. Por se tratar de uma patologia grave, com alto risco de mortalidade, é fundamental que o tratamento seja adequado e iniciado o mais precocemente possível.

PONTOS-CHAVE

- As miocardiopatias manifestam-se por meio da síndrome de insuficiência cardíaca.
- Suas causas são variadas: genéticas, infecciosas, inflamatórias, autoimunes, relacionadas ao uso de drogas ou toxinas, metabólicas, associadas à gravidez e às arritmias.
- A pesquisa da etiologia é essencial, pois, havendo possibilidade de tratar a doença de base, o prognóstico pode ser melhorado.

REFERÊNCIAS

1. Elliott P, Andersson B, Arbustini E, et al. Classification of the cardiomyopathies: a position statement from the European Society Of Cardiology Working Group on Myocardial and Pericardial Diseases. *Eur Heart J.* 2008;29(2):270-6. (In eng). DOI:10.1093/eurheartj/ehm342.
2. Pinto YM, Elliott PM, Arbustini E, et al. Proposal for a revised definition of dilated cardiomyopathy, hypokinetic non-dilated cardiomyopathy, and its implications for clinical practice: a position statement of the ESC working group on myocardial and pericardial diseases. Eur Heart J. 2016;37(23):1850-8. (In eng). DOI:10.1093/eurheartj/ehv727.
3. Japp AG, Gulati A, Cook SA, Cowie MR, Prasad SK. The Diagnosis and Evaluation of Dilated Cardiomyopathy. *J Am Coll Cardiol.* 2016;67(25):2996-3010. (In eng). DOI: 10.1016/j.jacc.2016.03.590.
4. Marcondes-Braga FG, Moura LAZ, Issa VS, et al. Emerging Topics Update of the Brazilian Heart Failure Guideline – 2021. *Arq Bras Cardiol.* 2021;116(6):1174-212. (In eng|por). DOI: –10.36660/abc.20210367.

5. Rohde LEP, Montera MW, Bocchi EA, et al. *Arq Bras Cardiol.* 2018:436-539.
6. Heidenreich PA, Bozkurt B, Aguilar D, et al. 2022 AHA/ACC/HFSA Guideline for the Management of Heart Failure: A Report of the American College of Cardiology/American Heart Association Joint Committee on Clinical Practice Guidelines. *Circulation.* 2022;145(18):e895-e1032. (In eng). DOI:10.1161/CIR.0000000000001063.
7. Mullens W, Dauw J, Martens P, et al. Acetazolamide in Acute Decompensated Heart Failure with Volume Overload. *N Engl J Med.* 2022;387(13):1185-95. (In eng). DOI:10.1056/NEJMoa2203094.
8. Trulls JC, Morales-Rull JL, Casado J, et al. Combining loop with thiazide diuretics for decompensated heart failure: the CLOROTIC trial. *Eur Heart J.* 2023;44(5):411-21. (In eng). DOI:10.1093/eurheartj/ehac689.
9. Marin-Neto JA, Rassi Jr A, Moraes Oliveira GM, et al. Guideline of the Brazilian Society of Cardiology on Diagnosis and Treatment of Patients with Chagas Disease Cardiomyopathy. *SciELO* Preprints 2022. DOI:10.1590/SciELOPreprints.4820.

4

Miocardiopatia Restritiva

Pedro Veronese
Andrea Maria Giovannini Bercht

INTRODUÇÃO

Miocardiopatias restritivas (MCPR) constituem um grupo heterogêneo de doenças do miocárdio caracterizadas por disfunção diastólica do ventrículo direito (VD) e/ou esquerdo (VE), geralmente sem dilatação ou disfunção sistólica, que podem surgir em fases avançadas da doença. Essas condições apresentam patogêneses, manifestações clínicas, critérios diagnósticos, tratamentos e prognósticos variados.

São classificadas como MCPR: endomiocardiofibrose, amiloidose cardíaca (AC), sarcoidose cardíaca (SC), hemocromatose cardíaca (HC) e doença de Fabry. Na maioria dos casos, essas doenças são identificadas por cardiologistas, mas podem ser suspeitadas por outros especialistas, como clínicos, geriatras ou hematologistas, devido às alterações clínicas apresentadas.

CONCEITOS GERAIS

As MCPR são doenças do miocárdio caracterizadas por hipertrofia, com consequente aumento das pressões de enchimento ventricular e comprometimento significativo da diástole. Os ventrículos, apesar da dificuldade de relaxamento, geralmente apresentam dimensões e funções normais (ou próximas do normal) até os estágios avançados da doença. Nessa fase, pode ocorrer a evolução para insuficiência cardíaca com fração de ejeção reduzida (ICFEr) e a necessidade de transplante cardíaco (TXC).

As principais causas de MCPR são AC, SC e HC, embora outras etiologias sejam apresentadas na Figura 4.1.

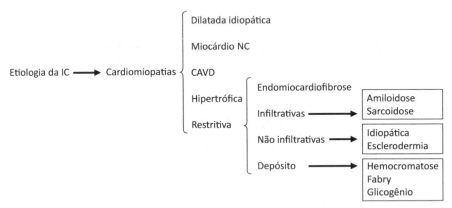

Figura 4.1. Principais causas de miocardiopatias restritivas. IC: insuficiência cardíaca; NC: não compactado; CAVD: cardiomiopatia arritmogênica do ventrículo direito.

Fonte: Adaptada da Diretriz Brasileira de Insuficiência Cardíaca Crônica e Aguda. Arq Bras Cardiol. 2018;111(3): 436-539.

As MCPR podem ser agrupadas em diferentes categorias: infiltrativas (AC e SC), não infiltrativas (esclerodermia e formas idiopáticas), de depósito (hemocromatose, doença de Fabry e doença de Gaucher), e endomiocárdicas (endomiocardiofibrose). As MCPR podem resultar de condições adquiridas ou herdadas. Seu diagnóstico costuma ser desafiador, e a incidência e prevalência dessas doenças são subestimadas. Há variação regional, como, por exemplo, a endomiocardiofibrose, que predomina nas regiões dos trópicos e na África Subsaariana. A maioria das causas de MCPR são adquiridas, embora haja vários genes mapeados neste contexto, como mutações em subunidades sarcoméricas, incluindo troponina T (gene *TNNT2*), troponina I (*TNNI3*), α-actina (*ACTC*) e β-miosina de cadeia pesada (*MYH7*). A maior parte dessas mutações é herdada de forma autossômica dominante.

O diagnóstico deve ser considerado em pacientes com função ventricular normal ou próxima do normal, mas com evidências de disfunção diastólica e padrão restritivo no ecocardiograma. O ecocardiograma bidimensional com Doppler é essencial para determinar a disfunção diastólica e diferenciar os portadores de MCPR de pericardite constritiva. O ecocardiograma também pode sugerir diagnósticos específicos, como alterações segmentares que não respeitam o território coronariano e a presença de aneurismas, o que poderia sugerir SC. A ressonância magnética cardíaca (RMC) é atualmente um exame imprescindível na caracterização dessas doenças. A biópsia endomiocárdica pode ser necessária em situações especiais. Em última análise, o diagnóstico é feito reunindo os achados clínicos, laboratoriais e de imagem.

O tratamento das MCPR envolve o manejo da causa de base (se identificada) e o tratamento da insuficiência cardíaca (IC). Os diuréticos são medicamentos importantes nesses pacientes, embora seu uso excessivo possa resultar em hipotensão e hipoperfusão. Os betabloqueadores (BB) e os bloqueadores de canais de cálcio não di-idropiridínicos, usados para aumentar o tempo de enchimento ventricular ou manejar arritmias, devem ser cuidadosamente introduzidos. Inibidores da enzima conversora de angiotensina (iECA) e bloqueadores do receptor da angiotensina II (BRA) podem ser considerados, embora com benefícios ainda não totalmente comprovados. A anticoagulação é necessária em pacientes com fibrilação atrial (FA), trombo mural ou evidências de embolização sistêmica. Terapias para insuficiência cardíaca avançada, incluindo TXC e dispositivos de assistência ventricular, podem ser benéficas para pacientes selecionados.

A seguir, serão discutidas de forma mais detalhada as três principais MCPR na prática clínica: AC, SC e HC.

AMILOIDOSE CARDÍACA

A amiloidose sistêmica é uma doença causada pela deposição tecidual de agregados proteicos fibrilares e insolúveis em diferentes órgãos do corpo, incluindo o coração, levando à disfunção orgânica. Mais de 30 tipos de proteínas amiloidogênicas são descritos. Dois tipos são responsáveis por 95% dos casos de AC: a cadeia leve de imunoglobulina (forma AL) e a transtirretina (forma ATTR), tanto em suas formas selvagens ou *wild type* (ATTRwt) quanto na sua forma hereditária ou variante (ATTRv).

Tipos de amiloidose

A forma AL tem início após os 60 anos, com discreto predomínio em homens, sem preferência étnica, e prevalência/incidência de 10 casos/milhão de pessoas/ano, aumentando com a idade. Os principais aspectos clínicos que podem ser encontrados são: insuficiência cardíaca com fração de ejeção preservada (ICFEp), neuropatia periférica e/ou autonômica, proteinúria, púrpura periorbitária, macroglossia e síndrome do túnel do carpo bilateral.

A forma ATTRv apresenta início variável, dependendo do genótipo, e não tem predominância de sexo. A mutação mais frequente em afrodescendentes ameri-

52 Parte **1** | Cardiologia no Contexto da Clínica Médica

canos é Val122IIe, e em portugueses, Val30Met, sendo a prevalência/incidência variável de acordo com o genótipo. Pode cursar com ICFEp e neuropatia periférica e/ou autonômica.

A forma ATTRwt tem início após os 70 anos, com predomínio em homens, sem preferência étnica, e a prevalência/incidência é desconhecida, mas aumenta com a idade. Pode cursar com ICFEp, síndrome do túnel do carpo bilateral e ruptura espontânea do tendão do bíceps.

Quando suspeitar de amiloidose cardíaca

Deve-se suspeitar de AC em pacientes com história clínica de ICFEp, particularmente em homens idosos (> 65 anos). Outros indícios incluem intolerância a iECA, BRA, inibidores do receptor de neprilisina-angiotensina (INRA) e/ou BB, além de bloqueio AV inexplicado com necessidade de implante de marca-passo.

A presença de condições associadas, como síndrome do túnel do carpo, estenose do canal vertebral, ruptura do tendão do bíceps, polineuropatia sensorial/motora não explicada, disfunção autonômica, púrpura periorbitária espontânea ou causada por traumatismo mínimo, macroglossia, opacidade vítrea, alterações pupilares, ou história familiar de miocardiopatia ou polineuropatia também pode sugerir AC.

Exames de imagem com padrão infiltrativo são indicativos de AC. No ecocardiograma, os principais achados incluem: espessura do septo interventricular ≥ 12 mm, hipertrofia biventricular, hiper-refringência do miocárdio, espessamento valvar e espessamento do septo interatrial.

Além disso, o espessamento concêntrico das paredes do ventrículo esquerdo, associado à amplitude reduzida ou normal do QRS no eletrocardiograma (ECG), também é característico.

Outras indicações que podem sugerir AC incluem: estenose aórtica em pacientes idosos (> 60 anos) com baixo fluxo/baixo gradiente e miocardiopatia hipertrófica de início tardio (> 60 anos). Pacientes com amiloidose, independente do tipo, frequentemente apresentam sintomas constitucionais, como fadiga, perda de peso e redução da qualidade de vida.

A RMC é um exame importante na avaliação desses pacientes. O gadolínio, um contraste de distribuição extracelular, acumula-se nos locais com depósito de proteína amiloide, sendo identificado na sequência do realce tardio (RT). A cardiomiopatia amiloide apresenta inicialmente um padrão de RT subendocárdico difuso, podendo evoluir para acometimento transmural nas fases tardias da doença, sem respeitar a anatomia coronariana (Figura 4.2).

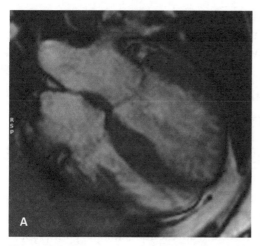 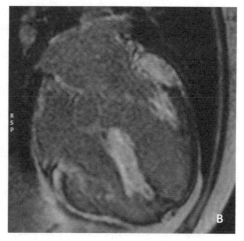

Figura 4.2. A. RMC de um paciente com AC avançada, já com disfunção sistólica global discreta do VE. **B.** Presença de RT com padrão não isquêmico extenso, multifocal, heterogêneo, com predomínio em região basal e média do VE. RMC: ressonância magnética cardíaca; AC: amiloidose cardíaca; VE: ventrículo esquerdo; RT: realce tardio.

Fonte: Imagem gentilmente cedida pelo Serviço de Radiologia do InCor-HCFMUSP.

A cintilografia cardíaca com traçador ósseo (pirofosfato – Tc-99m) pode auxiliar no diagnóstico da forma ATTR. Quando o resultado é positivo, o sequenciamento genético determina se se trata da forma ATTRv ou ATTRwt.

Tratamento

O tratamento da IC deve incluir o uso de diurético de alça, evitando a prescrição de substâncias cronotrópicas negativas, exceto em condições especiais. O uso rotineiro de fármacos modificadores do prognóstico para ICFEr é classe III na AC (BB, iECA, BRA, INRA, iSGLT2 e antagonistas do mineralocorticoide).

A anticoagulação deve ser prescrita para pacientes com FA. O tafamidis é indicado para as formas ATTR com IC em classes funcionais I a III da NYHA, em pacientes sem disfunção renal grave. Seu objetivo é reduzir a mortalidade, a taxa de progressão da incapacidade física e a perda de qualidade de vida.

No caso da forma AL, o acompanhamento deve ser realizado em conjunto com o hematologista. O tratamento quimioterápico ou de transplante de células-tronco pode ser indicado.

SARCOIDOSE CARDÍACA

A sarcoidose é uma doença inflamatória granulomatosa multissistêmica de causa não bem determinada. Frequentemente, manifesta-se com linfadenopatia hilar bilateral, infiltrado pulmonar, uveíte ou lesões de pele. O coração, fígado, baço, sistema nervoso, medula óssea, rins, ossos, articulações, músculos e outros órgãos também podem ser acometidos. A sarcoidose afeta, principalmente, jovens e adultos de meia-idade.

O envolvimento cardíaco assintomático é bastante comum. O sítio primário de acometimento é o miocárdio, e defeitos de condução e arritmias cardíacas são manifestações clínicas possíveis.

Entre os pacientes com SC sintomática, os sinais clínicos e sintomas variam de acordo com a extensão e localização dos granulomas. Estes podem infiltrar o miocárdio do VE, mas outras áreas, como VD, átrios, músculos papilares, valvas, pericárdio e coronárias, também podem ser acometidas. A apresentação clínica mais comum é a de IC, embora os pacientes podem apresentar síncope, palpitações, dispneia, fadiga, dor torácica e morte súbita cardíaca.

O acometimento cardíaco pode preceder, ocorrer concomitantemente ou surgir após o acometimento pulmonar ou de outros órgãos. Os achados clínicos, associados aos resultados da RMC e da FDG-PET, auxiliam na confirmação do diagnóstico. O padrão-ouro para o diagnóstico da SC é a biópsia endomiocárdica.

Achados sugestivos de SC na RMC incluem a presença de RT, frequentemente localizado nos segmentos septal, basal e lateral do VE, bem como nos músculos papilares, com relativa preservação do subendocárdio. Sequências específicas podem ser realizadas para avaliar inflamação (Figura 4.3).

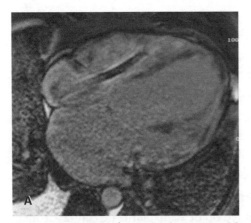
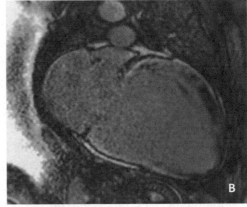

Figura 4.3. A. RMC de um paciente com SC avançada mostrando dilatação das câmaras cardíacas esquerdas e do VD. **B.** Presença de RT extenso mesoepicárdico com padrão *ring-like* (circunferencial) predominando nos segmentos mediobasais. RMC: ressonância magnética cardíaca; SC: sarcoidose cardíaca; VD: ventrículo direito; RT: realce tardio.

Fonte: Imagem gentilmente cedida pelo Serviço de Radiologia do InCor-HCFMUSP.

Quando suspeitar de sarcoidose cardíaca

Suspeitar de sarcoidose cardíaca (SC): presença de sarcoidose confirmada por biópsia extracardíaca (granulomas não caseosos), bloqueios atrioventriculares (BAV) de 2º grau Mobitz II ou BAV total, captação positiva de gálio-67 no coração, fração de ejeção do ventrículo esquerdo (FEVE) < 40% inexplicada, ECG com taquicardia ventricular sustentada, RMC com realce e/ou FDG-PET com padrões sugestivos.

Outros achados que sugerem SC incluem: cardiomiopatia ou BAV responsivos a corticoides, afilamento da porção basal do septo interventricular, comprometimento segmentar, aneurismas e espessamento da parede do ventrículo.

Tratamento

As drogas para IC, conforme os *guidelines* para ICFEr, são indicadas. Betabloqueadores podem ser usados com cautela. A amiodarona é recomendada para o tratamento de arritmias ventriculares, com monitoramento da toxicidade pulmonar. A ablação por radiofrequência deve ser realizada para evitar o uso de antiarrítmicos. O CDI é indicado para prevenção secundária e para pacientes com FEVE ≤ 35%, desde que estejam em terapia medicamentosa otimizada e apresentem inflamação. O corticoide é considerado o tratamento principal.

HEMOCROMATOSE CARDÍACA

A hemocromatose hereditária (HH) é causada pelo aumento da absorção de ferro na dieta, que se acumula em vários órgãos, levando à disfunção. Existem inúmeras mutações relacionadas à absorção e ao metabolismo do ferro que causam HH, influenciando as manifestações clínicas, a gravidade da doença e a resposta às terapias. Quase todas as mutações são herdadas de forma autossômica recessiva.

As manifestações clínicas da HH incluem fadiga, hepatopatia (hepatomegalia, elevação de transaminases, cirrose e hepatocarcinoma), hiperpigmentação cutânea, artralgia, diabetes *mellitus* (DM), hipogonadismo em homens, defeitos de condução cardíaca e cardiomiopatia.

O acometimento cardíaco é menos comum do que o do fígado, o DM, ou as alterações cutâneas, ocorrendo em 15% a 20% dos pacientes com HH. No estágio inicial, a doença se apresenta como uma clássica MCPR, com VE não dilatado e restrição ao enchimento. Com a progressão, ocorre dilatação e disfunção ventricular, evoluindo para progressão para ICFEr. Além dos distúrbios de condução, podem surgir bradiarritmias ou taquiarritmias.

Não há características específicas que confirmem o diagnóstico de HC no ecocardiograma; no entanto, esse exame pode evidenciar o padrão restritivo da cardiopatia. A RMC com mapeamento T2* (tempo de decaimento do sinal miocárdico) é uma ferramenta valiosa para detectar quantitativamente a sobrecarga de ferro no miocárdio. O excesso de ferro altera a homogeneidade do campo magnético local, produzindo valores reduzidos de T2*. Valores menores que 10 ms indicam depósito significativo de ferro e estão associados à disfunção sistólica, IC e arritmias (Figura 4.4).

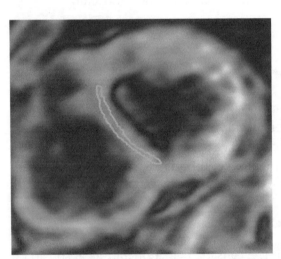
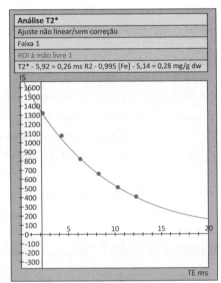

Figura 4.4. RMC de um paciente com HC. Avaliação do SIV no eixo curto do VE na sequência T2*. RMC: ressonância magnética cardíaca; HC: hemocromatose cardíaca; SIV: septo interventricular; VE: ventrículo esquerdo.

Fonte: Imagem cedida gentilmente pelo Serviço de Radiologia do InCor-HCFMUSP.

Quando suspeitar de hemocromatose cardíaca

A suspeita de HC surge como há acometimento extracardíaco da doença em pacientes que desenvolvem IC, arritmias cardíacas ou distúrbios de condução. O rastreamento deve ser feito com a dosagem da ferritina sérica e da saturação de transferrina, sendo este o primeiro passo. Caso os resultados apresentem alterações, estudos genéticos devem ser solicitados. A biópsia endomiocárdica geralmente não é necessária devido ao estudo genético e ao protocolo T2* na RMC.

Tratamento

O tratamento de escolha para a HC sintomática é a flebotomia. O tratamento melhora a função cardíaca, principalmente quando o diagnóstico é precoce. A TXC ou o transplante combinado de fígado/coração podem ser necessários.

CONCLUSÃO

As MCPR são frequentemente subdiagnosticadas, pois os cardiologistas geralmente negligenciam esse diagnóstico. Pacientes com sintomas de IC, distúrbios de condução, arritmias e padrão restritivo no ecocardiograma devem ser rastreados para essas miocardiopatias. Alterações extracardíacas estão associadas a esse grupo de patologias. Dessa forma, tanto a expertise de clínicos gerais e geriatras quanto de hematologistas pode contribuir para a redução do subdiagnóstico das MCPR.

PONTOS-CHAVES

Quando pensar em AC: idosos com ICFEp, ecocardiograma com padrão restritivo, hipertrofia ventricular significativa, mas sem grandes achados no ECG. A cintilografia cardíaca com pirofosfato e a RMC podem auxiliar no diagnóstico.

Quando pensar em SC: paciente com diagnóstico de sarcoidose extracardíaca que apresenta ICFEp no ecocardiograma, bloqueios atrioventriculares ou taquicardia ventricular. A RMC e o FDG-PET podem ajudar na confirmação diagnóstica.

Quando pensar em HC: paciente com diagnóstico de hemocromatose extracardíaca que apresenta ICFEp no ecocardiograma, bloqueios atrioventriculares ou arritmias, com níveis elevados de ferritina sérica e/ou saturação da transferrina. A sequência T2* na RMC, assim como os exames genéticos, auxiliam no diagnóstico.

REFERÊNCIAS

1. Comitê Coordenador da Diretriz de Insuficiência Cardíaca. Diretriz Brasileira de Insuficiência Cardíaca Crônica e Aguda. *Arq Bras Cardiol.* 2018;111(3):436-539.
2. Muchtar E, Blauwet LA, Gertz MA. Restrictive Cardiomyopathy: Genetics, Pathogenesis, Clinical Manifestations, Diagnosis, and Therapy. *Circ Res.* 2017 Sep 15;121(7):819-37. DOI:10.1161/CIRCRESAHA.117.310982. PMID: 28912185.
3. Ammash NM, Tajik AJ. Restrictive cardiomyopathies. UpToDate, jun 08, 2022.
4. Simões MV, et al. Posicionamento sobre diagnóstico e tratamento da amiloidose cardíaca – 2021. *Arq Bras Cardiol.* 2021;117(3):561-98.

5. Ramirez R. Advanced imaging in cardiac sarcoidosis. *J Nucl Med.* 2019 Jul;60(7):892-8. DOI:10.2967/jnumed.119.228130. Epub 2019 Jun 6. PMID: 31171594.

6. Messroghli DR, Moon JC, Ferreira VM, et al. Clinical recommendations for cardiovascular magnetic resonance mapping of T1, T2, T2* and extracellular volume: A consensus statement by the Society for Cardiovascular Magnetic Resonance (SCMR) endorsed by the European Association for Cardiovascular Imaging (EACVI). *J Cardiovasc Magn Reson.* 2017 Oct 9;19(1):75. doi:10.1186/s12968-017-0389-8. Erratum in: J Cardiovasc Magn Reson. 2018 Feb 7;20(1):9. PMID: 28992817; PMCID: PMC5633041.

5

Pericardites e Endocardites

Roberto A. Franken

PERICARDITE

INTRODUÇÃO

O pericárdio é uma das serosas, e seu acometimento entra no capítulo das serosites, que incluem pericárdio, pleura e peritônio. As serosas são compostas por uma camada única de células epiteliais escamosas (mesotélio) sobre uma fina camada de tecido conjuntivo.

O pericárdio é a serosa que envolve o coração, sendo constituído por duas camadas: o pericárdio visceral, que está em contato com o miocárdio, e localizado externamente. Essas camadas são separadas por uma pequena quantidade de líquido que facilita os movimentos do coração.

O acometimento do pericárdio, a pericardite, é a manifestação de doenças englobadas pela clínica médica e, portanto, está relacionado com todas as especialidades. O acometimento pericárdico é frequentemente a primeira manifestação da doença de base.

As doenças do pericárdio geralmente se manifestam por dor precordial, caracterizada por ser contínua, piorando com os movimentos respiratórios e aliviada pela flexão anterior do tórax ou pela compressão da face anterior do tórax com um travesseiro.

No exame clínico, a ausculta cardíaca pode revelar um ruído característico, o atrito pericárdico, que resulta do atrito entre o pericárdio parietal e visceral, devido à perda das propriedades lubrificantes do líquido pericárdico. Com a evolução, o volume do líquido pericárdico pode aumentar até interferir no enchimento ventricular, ocasionando os sintomas e sinais da congestão venosa sistêmica. Em casos mais graves ou quando o acúmulo de líquido ocorre de forma aguda, surgem sintomas de baixo débito, caracterizando o tamponamento cardíaco.[1]

60 Parte 1 | Cardiologia no Contexto da Clínica Médica

Como já mencionado, a pericardite não é uma doença primária, mas sim uma expressão de diversas doenças dentro das diferentes especialidades. Como indica o sufixo "ite", a pericardite é uma doença inflamatória, que pode ser infecciosa ou não.[2] Como doença infecciosa, relacionada à infectologia, existem pericardites específicas e inespecíficas. A pericardite específica mais comum é a de origem tuberculosa, que acomete, em geral, pessoas na idade adulta.

As pericardites inespecíficas incluem as virais (enterovírus, adenovírus, hepatite, sarampo etc.), que afetam adultos e crianças, além da pericardite bacteriana purulenta, complicação de pneumonia, especialmente por *Staphylococcus*, em crianças. Pericardite fúngica, por protozoários e parasitas, é mais rara. Nas pericardites infecciosas, o quadro clínico clássico inclui febre e outros sinais e sintomas das doenças de base.

A inflamação pericárdica não infecciosa ocorre em doenças oncológicas. Embora os tumores primários do pericárdio (mesoteliomas) sejam raros, os tumores metastáticos, como os de mama, pulmão, tireoide e linfomas, são mais frequentes, especialmente em crianças. O acometimento metatástico do pericárdio geralmente se manifesta de forma dramática como tamponamento cardíaco, quando o volume de líquido aumenta tanto que impede o enchimento ventricular, afetando inicialmente o ventrículo direito, resultando em congestão venosa sistêmica e, em casos graves, em baixo débito cardíaco ou até choque. A expressão da doença no pericárdio pode ser a primeira manifestação do tumor.

Na reumatologia, o acometimento pericárdico ocorre na febre reumática em crianças, lúpus sistêmico em mulheres jovens, na artrite reumatoide em crianças e adultos, na esclerodermia, na granulomatose de Wegner etc. Associados aos sintomas e sinais da doença pericárdica, surgem as manifestações das diferentes doenças reumáticas.

Em relação às doenças renais, a pericardite urêmica ocorre em pacientes com insuficiência renal ou em pacientes sob hemodiálise.

Doenças metabólicas, como as da tireoide, podem se complicar com acometimento pericárdico, como ocorre na doença mixedematosa do hipotireoidismo.

Na cardiologia, a pericardite pode complicar o infarto do miocárdio, seja em sua fase aguda, seja tardiamente, por hipersensibilidade, o que caracteriza a Síndrome de Dressler. Também devemos lembrar da pericardite pós-cirurgia cardíaca, como na síndrome pós-pericardiectomia, e das formas agudas de acometimento pericárdico, com tamponamento e baixo débito, que ocorrem na ruptura do miocárdio pós-infarto e na dissecção da aorta.

Situações mais raras que devem ser lembradas incluem quilopericárdio, pericardite pós-radioterapia, sarcoidose e pericardite induzida por hipersensibilidade a fármacos, como hidralazina, isoniazida, minoxidil etc.

O diagnóstico da doença pericárdica é complementado com o eletrocardiograma, que revela o supradesnivelamento difuso do segmento ST, o ecocardiograma, que mostra o aumento do volume de líquido pericárdico até o tamponamento cardíaco, e exames de imagem, como a tomografia de tórax ou ressonância magnética.

No entanto, não basta porém apenas diagnosticar a pericardite; é mandatório investigar a causa subjacente dentro da clínica médica e realizar o tratamento específico para a doença de base.[3]

Uma entidade rara é a pericardite recorrente, que pode ter causas idiopáticas, hereditárias, autoimunes ou secundárias a infecções prévias, tratamento inadequado, doenças autoimunes, malignidades ou síndrome pós-pericardiectomia.

As doenças das serosas são exemplos de acometimento multissistêmico, envolvendo várias especialidades médicas.

PONTOS-CHAVE

1. A doença de pericárdio é uma manifestação de doenças dentro das diferentes especialidades da clínica médica.
2. Dor precordial e atrito pericárdico são as principais manifestações clínicas.
3. O tratamento depende da doença de base.
4. A clínica médica é única e indivisível.

REFERÊNCIAS

1. Lazarou E, Tsioufis P, Vlachopoulos C, Tsioufis C, Lazaros G. Acute pericarditis: Update. *Curr Cardiol Rep.* 2022;24(8):905-13.
2. Yusuf SW, Hassan SA, Mouhayar E, Negi SI, Banchs J, O'Gara PT. Pericardial disease: a clinical review. *Expert Rev Cardiovasc Ther.* 2016;14(4):525-39.
3. Adler Y, Massimo PI, Badano L, Barón-Esquivias G, Boaert J, et al. 2015 ESC Guidelines for the diagnosis and management of pericardial diseases: The Task Force for the Diagnosis and Management of Pericardial Diseases of the European Society of Cardiology (ESC) Endorsed by: The European Association for Cardio-Thoracic Surgery (EACTS). *Eur Heart J.* 2015;36(42):2921-64.

ENDOCARDITES

INTRODUÇÃO

Endocardite diz respeito às doenças do endocárdio, que podem ser infecciosas ou não, e se manifestam através de sintomas e sinais multissistêmicos envolvendo diferentes áreas da clínica médica.

Uma recente diretriz sobre o assunto recomenda uma equipe médica multidisciplinar no acompanhamento do paciente com endocardite. O grupo é formado por cardiologista clínico, cirurgião do coração, infectologista, neurologista e neurocirurgião, o chamado "time da endocardite". Eventualmente, de acordo com a evolução, outros especialistas poderão ser incluídos. O grupo se reúne para decisões sobre o melhor antibiótico a ser usado, o tempo de tratamento, o momento de indicação cirúrgica e a avaliação de complicações neurológicas.[1]

A endocardite infecciosa, a mais comum, tem como sintoma principal a febre, com toxemia aguda ou febre de longa duração, entrando no grupo do diagnóstico diferencial da febre de origem indeterminada.[2]

A endocardite deve ser suspeitada diante das mais variadas situações clínicas, levando o paciente frequentemente a médicos de diferentes especialidades, antes que se estabeleça o diagnóstico correto e definitivo.

A doença pode ter como manifestação inicial suas complicações, dificultando e retardando o diagnóstico correto: quadro embólico cerebral ou de membros inferiores, mesentérico, esplênico e renal. Síndromes imunológicos, tais como artrite e glomerulonefrite, e sangramentos subcutâneos (manchas de Janeway, petéquias) ou oculares (hemorragia conjuntival ou de retina, manchas de Roth). Entende-se, daí, a relação da doença entre diferentes especialidades, indicando a clínica médica como indivisível.

Qualquer agente infeccioso pode ser responsável pela endocardite infecciosa. Bactérias gram-positivas, como estreptococos e estafilococos, são as mais comuns, além de fungos, especialmente *Candida* ou *Aspergillus*. Frequentemente, a porta de entrada é uma infecção prévia ou manipulação em ambiente contaminado, nem sempre reconhecida.[3]

Classicamente, a tríade de Osler era o guia diagnóstico (febre, sopro e anemia). Atualmente, os critérios de Duke classificam os pacientes em: diagnóstico de certeza, possível e excluído. Em 1994, o Duke University Medical Center propôs critérios diagnósticos para endocardite infecciosa, que foram modificados em 2000 (Tabelas 5.1 e 5.2).

Hemocultura positiva, diante de quadro clínico suspeito, fecha o diagnóstico. Hemoculturas negativas e forte suspeita diagnóstica exigem a participação de um

Tabela 5.1. Critérios de Duke modificados

Critérios maiores
Clínico: novo sopro regurgitante
Microbiológico: 2 hemoculturas, separadas, positivas com germes típicos
Anatômico: massa cardíaca aderida à válvula ou material implantado, abscesso, deiscência de prótese valvar
Critérios menores
Presença de situações de predisposição para endocardite
Febre > 37,8° C
Fenômenos vasculares, embolia, aneurisma micótico, sangramentos visíveis na pele
Fenômenos imunológicos
Hemocultura positiva de germes atípicos

Tabela 5.2. Diagnóstico

Endocardite definitiva
1 critério maior e 3 menores ou 5 menores
Endocardite possível
1 critério maior e 1 menor ou 3 menores
Endocardite rejeitada
Diagnóstico alternativo
Resolução da febre em 3 dias ou menos
Sem evidência cirúrgica de vegetação com 4 dias ou menos de antibioticoterapia

Fonte: Li JS, Sexton DJ, Mick N, Nettles R, Fowler VG Jr, Ryan T, et al. Proposed modifications to the Duke criteria for the diagnosis of infective endocarditis. Clin Infect Dis. 2000;30:633-8.

microbiologista para a pesquisa de bactérias atípicas do grupo HACEK (*Haemophilus, Aggregatibacter, Cardiobacterium, Eikenella, Kingella*). Frequentemente, as hemoculturas são persistentemente negativas pelo uso prévio e indiscriminado de antibióticos.

A pesquisa de outras doenças sistêmicas não infecciosas, que podem evoluir com endocardite, deve ser lembrada e pesquisada. A endocardite trombótica não infecciosa, ou endocardite marântica, caracteriza-se pela presença de vegetação estéril constituída de fibrina e plaquetas. A dificuldade reside no diagnóstico diferencial entre endocardite infecciosa com hemocultura negativa. A endocardite trombótica não infecciosa está relacionada a diferentes doenças crônicas, como cânceres, doenças do tecido conectivo (endocardite de Libman Sachs), síndrome antifosfolípide, estados de hipercoagulabilidade, queimaduras graves e doenças crônicas, como tuberculose e síndrome de imunodeficiência adquirida. Cabe a pesquisa de exames subsidiários, como a pesquisa do fator reumatoide, testes para síndrome antifosfolípide, fator antinúcleo, etc.

A febre reumática em crianças, na fase aguda, pode ter acometimento endocárdico não infeccioso, responsável, no futuro, pelas sequelas valvares da doença.

Exames de imagem, como ecocardiograma, mostram a vegetação aderida ao endotélio valvar ou à parede dos átrios ou ventrículos. Outras técnicas de imagem podem ser úteis: tomografia, ressonância magnética e imagem com radioisótopos, associadas ou não à tomografia.

A endocardite pode se manifestar com sintomas e sinais dentro de todas as especialidades.

PONTOS-CHAVE

1. A endocardite pode ser infecciosa e não infecciosa.
2. A endocardite pode se manifestar de diferentes formas, passando por todas as especialidades.
3. A endocardite pode se complicar com comprometimento multissistêmico, indicando a necessidade de equipe multidisciplinar no diagnóstico e tratamento (Time Endocardite).
4. A endocardite marântica não infecciosa pode dificultar o diagnóstico de endocardite infecciosa.
5. A Clínica Médica é única e indivisível.

REFERÊNCIAS

1. 2015 ESC Guidelines for the management of infective endocarditis The Task Force for the Management of Infective Endocarditis of the European Society of Cardiology (ESC) Endorsed by: European Association for Cardio-Thoracic Surgery (EACTS), the European Association of Nuclear Medicine (EANM). *Eur Heart J.* 2015 Nov 21;36(44):3075-128.
2. Assef MAS, Wüsthof AR, Chih LY, Borba MF, et al. Análise da febre em 58 casos de endocardite infecciosa. *Arq Bras Cardiol.* 1992 Fev.;58(2):107-12.
3. Assef MS, Gandra SM, Franken RA, Rivetti LA, Miyazaki AN, et al. Endocardite infecciosa: estudo de 83 casos no Hospital da Santa Casa de São Paulo. *Arq Bras Cardiol.* 1991 mar.;56(3):193-9.

6

Avaliação Cardiológica em Cirurgias Não Cardíacas

Ronaldo Rabello

INTRODUÇÃO

Motivo frequente de consulta ao cardiologista e ao clínico geral, a avaliação de risco cirúrgico em procedimentos não cardíacos exige uma abordagem individualizada, considerando o risco estatístico de evolução clínica desfavorável. O objetivo é rastrear e estimar o risco de cardiopatia e, no caso de pacientes já diagnosticados com cardiopatia, prepará-lo adequadamente para a cirurgia.[1]

Os dados demográficos revelam um aumento no número de pacientes submetidos a cirurgias não cardíacas, especialmente entre aqueles em idade mais avançada e com comorbidades, particularmente doenças cardiovasculares.

O uso racional dos recursos visa reduzir a morbidade e a mortalidade relacionadas tanto ao procedimento quanto ao paciente, otimizando as condições clínicas.[2] Esta apresentação baseia-se nas evidências atuais, de acordo com as principais diretrizes das sociedades brasileira e internacionais de cardiologia, abordando os diferentes aspectos da avaliação pré-operatória e suas características.

A CIRURGIA

O risco intrínseco do procedimento (porte cirúrgico): avalia a probabilidade de ocorrência de eventos cardiovasculares perioperatórios, independentemente das variáveis clínicas dos pacientes. Está relacionado à duração do procedimento, ao estresse hemodinâmico e à perda de sangue e fluidos que podem ocorrer durante a intervenção.

Segundo a III Diretriz de Avaliação Cardiovascular da Sociedade Brasileira de Cardiologia (2017),[3] a classificação do risco intrínseco da cirurgia é definida como:

- Alto: risco de complicações cardíacas superior a 5%.
- Intermediário: risco entre 1% e 5%.
- Baixo: risco inferior a 1%.

A diretriz europeia de avaliação e tratamento cardiovascular de pacientes submetidos a cirurgia não cardíaca (2022)[4] é mais atual e detalhada, apresentando diferenças nos casos de alto risco. Em nosso meio, apenas as cirurgias vasculares arteriais de aorta, as vasculares periféricas e as cirurgias de urgência ou emergência são consideradas de alto risco.

Grau de elegibilidade

Na classificação por urgência cirúrgica, os pacientes são divididos em quatro níveis de prioridade:

1. Emergência: procedimento necessário quando há risco iminente de morte ou de perda de membro caso o paciente não seja operado no menor tempo possível, não excedendo 6 horas. Ferimentos por arma de fogo, queimaduras de longa extensão e outras lesões com sangramento contínuo estão entre as principais emergências tratadas no centro cirúrgico. A verificação rápida de sinais vitais, condição volêmica, hematócrito, eletrólitos, função renal e eletrocardiograma (ECG) é essencial. Não são recomendados exames complementares que possam atrasar a cirurgia proposta.[5]

2. Urgência: a cirurgia deve ser realizada entre 6 e 24 horas. Um exemplo é a retirada de cálculos renais. Nessa situação, há tempo para avaliar o quadro clínico, otimizar o tratamento pré-operatório e solicitar exames complementares que não alterem a conduta cirúrgica.

3. Eletiva: pode ser postergada por até 1 ano sem causar dano ao paciente. Permite planejar o momento mais adequado para a realização da cirurgia, oferecendo ao paciente tempo para realizar exames e compensar possíveis alterações clínicas. Exemplos incluem mamoplastia reparadora e tratamento de hérnia abdominal.

4. Sensível ao tempo: inclui, principalmente, as cirurgias oncológicas. Nessas situações, mesmo que os exames revelem alterações importantes (p. ex., coronariopatia bi ou triarterial), muitas vezes não é possível esperar o período de recuperação de uma cirurgia de revascularização miocárdica, por exemplo, antes de realizar a cirurgia curativa da neoplasia.

O PACIENTE

Histórico e exame físico

Informações sobre sintomas específicos, avaliação da capacidade funcional, uso de medicamentos e a presença de comorbidades, como doenças pulmonares, diabetes, disfunção renal e distúrbios hematológicos, devem ser investigadas.

O exame físico deve incluir a aferição dos dados vitais, ausculta cardíaca e pulmonar, exame do abdome e extremidades, palpação dos pulsos e avaliações específicas. Exames complementares podem auxiliar na estratificação de risco; no entanto, é fundamental racionalizar as escolhas.

São considerados fatores de risco: idade superior a 75 anos, histórico familiar de doença cardíaca, baixa capacidade funcional, diabetes e doenças crônicas.

As doenças cardiovasculares que requerem avaliação cuidadosa, intensa e resolutiva, devido às suas altas taxas de morbidade e mortalidade, incluem:

1. Síndrome aórtica grave (dissecção, hematoma intramural e úlcera aterosclerótica penetrante).
2. PAS >180 mmHg e PAD >110 mmHg.
3. Fibrilação atrial com FC >120 bpm.
4. Angina estável (CCSIII ou IV – Canadian Cardiovascular Society).
5. Hipertensão arterial pulmonar sintomática.
6. Síndrome coronária aguda há menos de um mês.
7. Insuficiência cardíaca descompensada.
8. Arritmias graves.
9. Valvopatias sintomáticas.

Nessas condições, é necessário compensar e otimizar o tratamento, além de avaliar a necessidade de adiar a cirurgia para esse fim.[6]

Capacidade funcional

A capacidade funcional exerce grande influência na avaliação do grau de risco cirúrgico cardiológico, sendo um fator capaz de prever eventos perioperatórios e de longo prazo. É um dos parâmetros com maior associação ao risco de complicações e óbito.

As diretrizes, em geral, recomendam a realização de teste funcional para pacientes com baixa capacidade funcional e proposta de cirurgia de médio a alto risco. A capacidade funcional é estimada pelo gasto metabólico basal, expresso em equivalentes metabólicos (METs), onde 1 MET equivale à energia gasta por um homem de 40 anos e 70 kg em repouso. Assim, pode ser classificada como:

- Ruim: < 4 METs.
- Moderada: 4-6 METs.
- Boa: 7-10 METs.
- Excelente: > 10 METs.

Uma capacidade funcional em torno de 4 METs é considerada equivalente ao gasto metabólico de procedimentos de risco moderado ou elevado. Portanto, se o paciente realiza no dia a dia atividades que consomem mais de 4 METs, como subir dois lances de escadas, não é necessário verificar o *status* funcional.

No caso de pacientes com baixa capacidade funcional, a necessidade de avaliação complementar será determinada pela presença de fatores de risco (hipertensão, tabagismo, dislipidemia, diabetes, histórico familiar de doença cardiovascular) e pela natureza da cirurgia. Se houver 1 ou 2 fatores de risco, é razoável realizar um teste ergométrico para definir a capacidade funcional e o risco de doença coronariana incipiente.[7]

Exames complementares

As evidências disponíveis são muito limitadas para recomendar a realização rotineira de exames pré-operatórios. Não há indicação para exames laboratoriais rotineiros na avaliação pré-operatória de pacientes assintomáticos submetidos a procedimentos de baixo risco.[8]

A indicação deve ser individualizada, considerando a história clínica, o exame físico, as doenças e comorbidades apresentadas pelos pacientes, bem como o tipo e o porte da cirurgia proposta.

Eletrocardiograma

As anormalidades encontradas no eletrocardiograma (ECG) tendem a aumentar com a idade e a existência de comorbidades. Essas alterações eletrocardiográficas geralmente apresentam baixo poder preditivo para complicações.

As principais indicações para a realização de ECG na avaliação de risco cirúrgico são:

- História ou exame físico sugestivos de doença cardiovascular.

- Pacientes submetidos a operações intracavitárias.
- Transplantes de órgãos sólidos.
- Cirurgias ortopédicas de grande porte e vasculares arteriais.
- Procedimentos de risco intermediário a alto, estimados por algoritmos de risco.
- Presença de diabetes.
- Obesidade.
- Idade superior a 40 anos.[9]

Radiografia de tórax

As principais indicações para a solicitação de radiografia de tórax são: doenças cardiorrespiratórias, pacientes com mais de 40 anos e intervenções de médio a grande porte.

Exames laboratoriais

Hemograma

As principais indicações para a realização de hemograma incluem:
- Suspeita clínica de anemia ou doenças crônicas associadas à anemia.
- Doenças hematológicas ou hepáticas.
- Intervenções de médio e grande porte com previsão de sangramento e necessidade de transfusão.

Níveis de hemoglobina superiores a 8 g/dL são considerados aceitáveis para a maioria dos pacientes.

A avaliação do leucograma é recomendada apenas em pacientes com sintomas/sinais de infecção, doença mieloproliferativa (suspeita ou conhecida) ou alto risco de leucopenia induzida por medicamentos ou doenças.

A contagem de plaquetas como exame pré-operatório de rotina não é indicada, exceto nos seguintes casos:
- História ou exame físico compatíveis com trombocitose ou trombocitopenia.
- Sangramento anormal.
- Doenças hematológicas.
- Esplenopatias.
- Hepatopatias.
- Uso de medicamentos que causam plaquetopenia, entre outros.

Testes de coagulação

Nos pacientes coagulopatas ou em uso de anticoagulantes, a realização do tempo/atividade de protrombina (TAP) e do tempo de tromboplastina parcial ativada (TTPa) é indicada em casos de:

- Sangramento anormal.
- Hepatopatia grave (ou fatores de risco para hepatopatia grave).
- Desnutrição importante (falta de vitamina K).
- Uso de medicamentos que possam alterar os níveis dos fatores de coagulação.

Testes hepáticos/Albumina

A realização de exames hepáticos, como transaminases, bilirrubinas, gamaglutamiltransferase ou fosfatase alcalina, não é recomendada como parte da avaliação pré-operatória, com exceção da dosagem da albumina sérica. A hipoalbuminemia pré-operatória é um fator isolado de pior prognóstico na morbimortalidade perioperatória, devendo haver a correção dessa condição clínica antes da cirurgia, apesar da falta de evidências que corroborem essa conduta. Portanto, a dosagem sérica da albumina pode ser indicada em pacientes com histórico ou exame físico compatíveis com hepatopatia, neoplasia ou desnutrição grave, que serão submetidos a grandes cirurgias.

Glicemia/Hemoglobina glicada

A dosagem de glicemia e hemoglobina glicada deve ser considerada em pacientes com fatores de risco para diabetes *mellitus* (p. ex., obesidade) ou com diabetes já diagnosticado. A presença de diabetes *mellitus* representa um fator isolado de pior prognóstico perioperatório em cirurgias cardíacas ou vasculares. Em pacientes diabéticos com hemoglobina glicada acima de 8,5%, deve-se considerar adiar procedimentos eletivos para ajuste do controle glicêmico.

Eletrólitos

A dosagem sérica de eletrólitos, principalmente do potássio, tem o objetivo de detectar precocemente alterações que possam levar a arritmias cardíacas ou distúrbios renais e comprometer o paciente durante ou após uma cirurgia. É indicada rotineiramente em pacientes com insuficiência renal, insuficiência ou arritmia cardíacas, em uso de medicamentos que alterem os níveis de potássio, como diuréticos e inibidores da enzima conversora de angiotensina (iECA), ou de outras drogas que possam ter seu metabolismo alterado por flutuações do potássio sérico, como a digoxina.

Função renal

A dosagem sérica da creatinina ou da ureia é recomendada apenas em pacientes, sintomáticos ou não, com fatores de risco para insuficiência renal, como: idade ≥ 50 anos, diabetes *mellitus*, hipertensão arterial sistêmica (HAS), cardiopatia, uso de medicações que influenciam a função renal, como anti-inflamatórios ou iECA, ou realização de grandes cirurgias com risco de hipotensão e hipoperfusão renal.

Exame de urina

A análise do sedimento urinário não é indicada para avaliação pré-operatória de pacientes assintomáticos, devido ao baixo valor preditivo deste exame. No entanto, pode ser indicada para pacientes com suspeita de infecção do trato urinário.

Troponina

Para pacientes com doença cardiovascular estabelecida ou com fatores de risco cardiovascular que serão submetidos a cirurgia de risco moderado a alto, recomenda-se a dosagem de troponina no pré-operatório, assim como em 24 e 48 horas após a cirurgia. Esse exame é utilizado para avaliar a possibilidade de evolução desfavorável, como infarto do miocárdio, no período pós-cirúrgico.

Peptídeos natriuréticos

Os peptídeos natriuréticos (BNP/NT-pro-BNP) ajudam a refinar a estimativa de risco antes da cirurgia. Liberados na circulação sanguínea pelo miocárdio em resposta a múltiplos estímulos fisiológicos, eles são potentes preditores de complicações cardiovasculares perioperatórias. Quando elevados, são preditores independentes de eventos, como morte cardíaca ou IAM não fatal, nos 30 dias após a cirurgia.

Ecocardiograma

A ecocardiografia transtorácica é o principal método diagnóstico em pacientes com IC suspeita ou conhecida. É indicada para todo paciente cardiopata e deve ser utilizada para determinar a gravidade da condição, nortear a conduta terapêutica pré-operatória ou orientar a profilaxia ou terapia para endocardite infecciosa.

Teste de isquemia

Os exames para avaliação de isquemia – teste ergométrico, cintilografia miocárdica, ecocardiografia com dobutamina e ressonância magnética – estão indicados em pacientes que apresentam uma combinação de: alto risco cirúrgico, baixa capacidade funcional, dois ou mais fatores de risco para doença cardiovascular. A capacidade funcional do paciente deve ser avaliada pelo Duke Activity Status Index (DASI) no teste ergométrico ou pela habilidade de subir dois lances de escada (o que implicaria em não ser necessário realizar exames adicionais).

Cineangiocoronariografia

Em geral, as indicações para a angiografia coronária no pré-operatório são as mesmas que fora deste contexto. Além disso, ao se adotar uma avaliação por angiografia coronária invasiva, pode haver um atraso desnecessário e imprevisível em uma intervenção cirúrgica já programada, assim como incremento do risco do procedimento. Cabe lembrar que, em serviços onde não estão disponíveis os testes não invasivos para detecção de isquemia miocárdica, a angiografia coronária não deve ser solicitada como alternativa a esses exames.

DECLARAÇÃO DE RISCO CIRÚRGICO

Na elaboração da declaração de risco cirúrgico, os seguintes aspectos devem ser considerados:

- O estado funcional cardiológico.
- A probabilidade de ocorrência de complicações e os cuidados necessários para minimizar os riscos.
- A necessidade de interrupção ou modificação dos medicamentos em uso.
- A indicação de monitorização intra e pós-operatória.
- A indicação de utilização de dispositivos de suporte hemodinâmico.

Uma vez obtidas as informações necessárias na avaliação clínica, a decisão sobre o risco cirúrgico, bem como a liberação ou não do paciente para o procedimento proposto, segue uma abordagem escalonada.[10]

Existem inúmeras ferramentas de avaliação de risco cirúrgico, por meio de escores, utilizados para estimar a morbidade perioperatória. Os índices de risco codificam informações clínicas e laboratoriais e alocam os pacientes em diferentes categorias. Os principais escores são: ASA (American Society of Anesthesiologists), Índice de Goldman, Índice de Desky, Índice de Larsen, EMAPO (Estudo Multicêntrico de Avaliação Perioperatória), ACP (American College of Physicians), ACC/AHA (American College of Cardiologists/American Heart Association) e Índice Cardíaco Revisado de Lee.

Nos diferentes modelos, utiliza-se a soma de pontos à medida que fatores de risco se acumulam e/ou algoritmos que permitem que critérios únicos direcionem a um determinado risco. Embora existam diversos escores, apenas cinco estudos comparam diretamente esses métodos em pesquisas de pequeno porte, dificultando conclusões sobre qual possui maior acurácia ou melhor desempenho em diferentes populações. [11]

O escore de Lee, o escore do American College of Physicians e o EMAPO são recomendados pela Diretriz Brasileira de Perioperatório da Sociedade Brasileira de Cardiologia (SBC). O escore de Lee é o mais usado na prática, pois é fácil de memorizar. Já o escore do American College of Surgeons é mais acurado, porém é extenso e pouco prático.

Estes índices podem ser utilizados de maneira complementar à avaliação de risco cirúrgico, e nenhum deles é recomendado pelas diretrizes como de uso exclusivo. Em 2019, foi publicado no Journal of American College of Cardiology (JACC) um escore a partir de uma coorte prospectiva com 3.284 pacientes. Os fatores incluídos possuem forte capacidade estatística de prevenção do risco de evento cardiovascular – morte, infarto do miocárdio ou acidente vascular encefálico – em 30 dias pós-operatório. Os fatores identificados como de maior impacto no risco pós-operatório em 30 dias foram: idade > 75 anos, hemoglobina ≤ 12 g/dL, cardiopatia, angina, dispneia e cirurgia vascular.[12]

Pacientes com 0 ou 1 pontos são considerados de baixo risco. Não é necessário teste funcional e não está indicado o uso de betabloqueador. Se houver ≥ 3 pontos, o risco é alto.

RECOMENDAÇÕES
Anticoagulantes

Para pacientes em uso regular de anticoagulantes orais, sempre que possível, o procedimento cirúrgico deve ser realizado em caráter eletivo, permitindo tempo suficiente para reverter a anticoagulação. Em pacientes cuja INR está no nível terapêutico, recomenda-se interromper o uso do anticoagulante oral 5 dias antes do procedimento, obtendo-se nova INR no dia anterior à cirurgia, que deve estar menor que 2.

Nos pacientes com alto risco de trombose, deve-se adotar uma estratégia de transição (terapia ponte com heparina), iniciando heparina de baixo peso molecular (HBPM) ou heparina não fracionada (HNF) em infusão contínua (para indivíduos hospitalizados) quando a INR estiver subterapêutica. A suspensão das heparinas deve ocorrer 6 horas antes da cirurgia para a infusão de HNF e de 12 a 24 horas antes para a última dose de HBPM.

Em procedimentos odontológicos, os pacientes podem ser operados com INR < 3. A anticoagulação deve ser reiniciada, normalmente na dose pré-operatória,

74 Parte 1 | Cardiologia no Contexto da Clínica Médica

assim que a hemostasia esteja assegurada. Essa decisão deve ser sempre discutida com a equipe cirúrgica e, em geral, ocorre 12 horas após o procedimento. A reintrodução do anticoagulante deve ser retardada em casos de neurocirurgia ou em pacientes com sangramento ativo. Nos casos de alto risco de trombose, os pacientes devem ser mantidos com heparina até que o alvo de INR do anticoagulante oral seja atingido.

Em procedimentos cirúrgicos que necessitam ser realizados em 24 a 96 horas, pode-se administrar vitamina K oral (2-3 mg – utilizando a própria ampola de medicação intravenosa/subcutânea, já que é fabricada com micelas mistas que permitem absorção intestinal). Essa conduta reduz a INR mais rapidamente sem causar resistência ao uso do anticoagulante oral no pós-operatório, que poderia perdurar por até 1 semana. Após o uso da vitamina K, a INR deve ser repetida a cada 8-24 horas, dependendo do nível inicial, sendo possível repetir a administração da medicação, se necessário.

Nos casos de urgência cirúrgica (nas próximas 24 horas), deve-se suspender o anticoagulante oral e administrar vitamina K intravenosa, concentrado de complexo protrombínico ou plasma fresco. Em casos específicos, o fator recombinante VIIa pode ser considerado, mediante consulta ao hematologista. A INR deve ser monitorada amiúde.

Para pacientes em uso de anticoagulantes diretos – Apixabana, Dabigratana, Rivaroxabana, Edoxabana –, não há necessidade de considerar terapia ponte, pois essas drogas possuem meia-vida curta e podem ser suspensas próximas à cirurgia (24 a 48 horas antes do procedimento).[13]

Antiagregantes plaquetários

Na profilaxia primária, o uso de ácido acetilsalicílico (AAS) pode ser descontinuado para a realização da cirurgia com antecedência de 7 dias. Na prevenção secundária, a suspensão é aceita em cirurgias do sistema nervoso (neurocirurgia) e em procedimentos com risco hemorrágico proibitivo.

Lidar com pacientes submetidos à intervenção coronária percutânea (ICP) e necessidade de cirurgia não cardíaca, bem como gerenciar o intervalo entre as intervenções com o correto manejo da terapia antiagregante, é fundamental para a redução do risco global do paciente. A recomendação da DAPT (dupla antiagregação), que associa ácido acetilsalicílico a um inibidor de P2Y12 (clopidogrel, ticagrelor ou prasugrel) após ICP, varia conforme o contexto clínico (doença arterial aguda ou crônica) e o tipo de *stent* utilizado. Existe um tempo ideal de utilização para evitar trombose do *stent* e reoclusão coronária.

Desta forma, a Atualização da Diretriz de Avaliação Cardiovascular Perioperatória da Sociedade Brasileira de Cardiologia: Foco em Manejo dos Pacientes com Intervenção Coronária Percutânea – 2022, que avalia a suspensão da dupla antiagregação plaquetária, determina que intervenções cirúrgicas completamente eletivas devem ser realizadas após o término do tempo ideal de DAPT.

Quando houver necessidade de realizar cirurgia não cardíaca antes do tempo ideal de DAPT, apenas um antiagregante deve ser retirado, já que a suspensão de ambos está associada a um menor intervalo entre a modificação da DAPT e a ocorrência de trombose de *stent* – com exceção para procedimentos de altíssimo risco hemorrágico, especialmente neurocirurgias, nos quais ambos os antiagregantes devem ser suspensos e reiniciados o mais precocemente possível.

A recomendação consiste na manutenção do AAS até poucos dias antes do procedimento, dependendo do fármaco utilizado. No caso de dupla antiagregação com clopidogrel, este deve ser suspenso 5 dias antes do procedimento, com reintrodução após a garantia de boa hemostasia, em acordo com a equipe cirúrgica. Idealmente, a DAPT não deve ser suspensa por período superior a 10 dias no perioperatório.

Para pacientes em uso de clopidogrel e ticagrelor, a recomendação permanece a suspensão do fármaco 5 dias antes do procedimento. Já o prasugrel deve ser suspenso 7 dias antes de cirurgias não cardíacas.[14]

Para pacientes submetidos a procedimentos tempo-sensíveis com alto risco hemorrágico, o intervalo entre o ICP e a suspensão da DAPT pode reduzido para 3 meses ou, para até 1 mês. Em situações mais prementes, já há evidências que sustentam a interrupção da DAPT em 30 dias, analogamente ao que se faz nesse contexto para pacientes com *stent* não farmacológico. Antes desse período, apenas operações não cardíacas de urgência ou emergência são justificáveis.

Para pacientes que realizaram ICP no contexto agudo, o ideal é completar 1 ano de DAPT antes de operações eletivas. Entretanto, quando houver necessidade de procedimentos prementes, o intervalo pode ser reduzido para 6 meses e, em situações excepcionais, para 1 mês.

Dispositivos cardíacos eletrônicos implantáveis

O primeiro passo é identificar o tipo de dispositivo – MP (marcapasso), CDI (cardiodesfibrilador implantável) ou ressincronizador –, suas possíveis combinações e o local onde está implantado. A solicitação de uma radiografia de tórax é importante para documentar o trajeto dos cabos-eletrodos e o posicionamento real do gerador, a fim de evitar iatrogenias e danos ao sistema, sobretudo em cirurgias envolvendo a região torácica. A data do implante ou da troca do gerador é uma informação de grande importância prática. Para dispositivos implantados há menos de 60 dias, recomenda-se adiar cirurgias eletivas devido ao risco, sobretudo infeccioso, ao aparelho.

Para aparelhos dentro da sua vida útil, deve ser feita uma avaliação com o arritmologista por meio de telemetria, e os dados referentes à bateria e ao funcionamento dos cabos-eletrodos devem ser entregues ao paciente.

No ato cirúrgico, recomenda-se:

- Monitorização eletrocardiográfica contínua e oximetria de pulso, para verificar, por meio da onda do oxímetro, a correlação entre atividade elétrica e pulso anatômico.
- Uso de bisturi bipolar, sempre que possível. Na impossibilidade, deve-se posicionar o eletrodo dispersor o mais longe possível do local onde está o gerador, além de preparar adequadamente a pele, retirando as oleosidades com o uso de álcool.
- Garantir o bom aterramento do fio-terra.
- Ter, por escrito, a programação do marcapasso referente ao último ajuste. Alguns dispositivos já vêm ajustados em modo assíncrono, com o objetivo de minimizar preocupações quanto a interferências. Caso não estejam configurados dessa forma, a colocação de um imã sobre o local do gerador geralmente coloca o marcapasso em modo assíncrono, sendo essa uma medida importante para cirurgias de emergência.

Em portadores de CDI, recomendam-se cuidados adicionais:

- Sempre que possível, a presença do especialista na sala cirúrgica.
- Desabilitar a função de ATP e choque.
- Garantir que o cardiodesfibrilador esteja funcionante e pronto para uso.[15]

Referências

1. Glance LG, Lustik SJ, Hannan EL, et al. The surgical Mortality Probability Model: derivation and validation of a simple risk prediction rule for noncardiac surgery. *Ann Surg.* 2012;255: 696-702.
2. Weiser TG, Regenbogen SE, Thompson KD, et al. An estimation of the global volume of surgery: a modelling strategy based on available data. *Lancet.* 2008;372:139-44.
3. Gualandro DM, Yu PC, Caramelli B, et al. 3ª Diretriz de Avaliação Cardiovascular Perioperatória da Sociedade Brasileira de Cardiologia. *Arq Bras Cardiol.* 2017;109(3 suppl 1):1-104.
4. Halvorsen S, Mehilli J, Cassese S, et al. 2022 ESC Guidelines on cardiovascular assessment and management of patients undergoing non-cardiac surgery: Developed by the task force for cardiovascular assessment and management of patients undergoing non-cardiac surgery of the European Society of Cardiology (ESC) Endorsed by the European Society of Anaesthesiology and Intensive Care (ESAIC). *Eur Heart J.* 2022;43:3826-924.
5. Dakik H, Chehab O, Eldirani M, et al. A New Index for Pre-Operative Cardiovascular Evaluation. *J Am Coll Cardiol.* 2019;73(24):3067-78.

Capítulo **6** | Avaliação Cardiológica em Cirurgias Não Cardíacas **77**

6. Eurostat. EU population in 2020: almost 448 million. https://ec.europa.eu/eurostat/documents/2995521/11081093/3-10072020-AP-EN.pdf/d2f799bf-4412-05cca357-7b49b93615f1 (31 March 2022).

7. Wijeysundera DN, Pearse RM, Shulman MA, et al. Assessment of functional capacity before major non-cardiac surgery: an international, prospective cohort study. *The Lancet.* 2018; 391:2631-40.

8. Keay L, Lindsley K, Tielsch J, et al. Routine preoperative medical testing for cataract surgery. *Cochrane Database Syst Rev.* 2012 Mar 14;(3):CD007293.

9. Shaughnessy DF, Atterbury C, Bolton Maggs P, et al. Guidelines for the use of fresh-frozen plasma, cryoprecipitate and cryosupernatant. *Br J Haematol.* 2004;126(1):11-28.

10. Calderaro D, Bichuette LD, Maciel PC, et al. Atualização da Diretriz de Avaliação Cardiovascular Perioperatória da Sociedade Brasileira de Cardiologia: Foco em Manejo dos Pacientes com Intervenção Coronária Percutânea – 2022. *Arq Bras Cardiol.* 2022;118(2):536-47.

11. Loureiro BMC, Feitosa-Filho GS. Escores de risco perioperatório para cirurgias não-cardíacas: descrições e comparações. *Rev Soc Bras Clin Med.* 2014 out-dez;12(4):314-20.

12. Czoski-Murray C, Lloyd Jones M, McCabe C, et al. What is the value of routinely testing full blood count, electrolytes and urea, and pulmonary function tests before elective surgery in patients with no apparent clinical indication and in subgroups of patients with common comorbidities: a systematic review of the clinical and costeffective literature. *Health Technol Assess.* 2012;16:1-159.

13. Halvorsen S, Julinda Mehilli, Salvatore Cassese, et al. 2022 ESC Guidelines on cardiovascular assessment and management of patients undergoing non-cardiac surgery: Developed by the task force for cardiovascular assessment and management of patients undergoing non-cardiac surgery of the European Society of Cardiology (ESC) Endorsed by the European Society of Anaesthesiology and Intensive Care (ESAIC). *European Heart Journal.* 2022;43:3826-924.

14. Nakashima CAK, Jatene FB, Hajjar LA, et al. Platelet reactivity in patients with acute coronary syndromes awaiting surgical revascularization. *J Am Coll Cardiol.* 2021 Mar 16;77(10):1277-86.

15. Lorga Filho AM, Azmus AD, Soeiro AM, et al. Sociedade Brasileira de Cardiologia. [Brazilian guidelines on platelet antiaggregants and anticoagulants in cardiology]. *Arq Bras Cardiol.* 2013;101:1-95.

7

Arritmias Cardíacas

Argemiro Scatolini Neto

O registro de algum tipo de arritmia cardíaca é comum na prática clínica. Ectopias atriais ou ventriculares, bem como formas pouco complexas e não sustentadas dessas arritmias, são achados frequentes e nem sempre de significado claro.

A fibrilação atrial é a taquiarritmia sustentada mais comum, com prevalência estimada entre 2% e 4% em adultos. A morbidade e mortalidade associadas à fibrilação atrial são significativas, com risco aumentado de morte, acidente vascular cerebral embólico, disfunção ventricular, declínio cognitivo e maior número de hospitalizações.[1]

As arritmias ventriculares podem ocorrer em corações normais e apresentar um comportamento benigno. No entanto, sua relação com evolução desfavorável e risco aumentado de morte súbita, especialmente quando associadas a cardiopatia estrutural ou anormalidades genéticas que produzam instabilidade elétrica miocárdica, deve sempre ser considerada.[2]

A morte súbita corresponde a 50% das mortes de origem cardíaca, com prevalência de aproximadamente 20/100.000 pessoas/ano entre os 50 e 60 anos de idade, chegando a 200/100.000 pessoas/ano na oitava década de vida. No Ocidente, a doença arterial coronariana é a causa mais comum de morte súbita, sendo responsável por 75% a 80% dos casos em adultos.[2]

A relação entre inúmeras patologias não cardíacas e o coração é conhecida há muito tempo, seja pelo papel claro na patogênese de cardiopatias, como observado no diabetes *mellitus* e na doença arterial coronariana, ou pela influência em canais iônicos e suas proteínas reguladoras, como no hipertireoidismo e no hipotireoidismo.[3]

O aumento da automaticidade e da atividade deflagrada nas veias pulmonares justifica a maior incidência de fibrilação atrial tanto na forma manifesta quanto na forma subclínica do hipertireoidismo.

Frequências cardíacas médias muito elevadas nas formas paroxísticas e persistentes da fibrilação atrial são comuns. Consequentmente, nas formas persistentes, o remodelamento ventricular esquerdo e a insuficiência cardíaca com fração de ejeção reduzida (taquicardiomiopatia) não são incomuns.

O tratamento deve visar o estado eutireoidiano. O controle da resposta ventricular é preferencialmente realizado com betabloqueadores não seletivos (propranolol). Frequentemente, após a normalização hormonal, a fibrilação atrial reverte espontaneamente. Nos casos em que isso não ocorre, a cardioversão elétrica apresenta bons resultados e menor taxa de recorrência quando comparada a outras situações clínicas. Por si só, o hipertireoidismo não confere risco aumentado de tromboembolismo, e a terapia antitrombótica deve seguir as orientações habituais.[3]

Bradicardia ou taquicardia podem estar associadas ao hipotireoidismo. A disfunção sinusal, os bloqueios fasciculares e os bloqueios AV, especialmente nas formas mais avançadas do hipotireoidismo, são os achados mais comuns. Entretanto, arritmias ventriculares não são raras, inclusive formas complexas como a Torsades de Pointes, associadas ao intervalo QTc prolongado. O manejo dessas arritmias e a reposição hormonal devem seguir as diretrizes atuais.[3]

O contexto das arritmias cardíacas em pacientes diabéticos é complexo. As comorbidades frequentemente associadas e os fatores diretamente ligados à doença e ao seu controle desempenham papel na gênese dos distúrbios do ritmo.

Inúmeros estudos demonstraram uma maior incidência de fibrilação atrial em pacientes diabéticos. No entanto, quando ajustada para idade e comorbidades, a associação não permaneceu sólida, evidenciando a importância das patologias associadas. Portanto, a prospecção dessas comorbidades e da fibrilação atrial deve ser realizada de forma ativa e sistematizada.

No mesmo contexto multifatorial, as arritmias ventriculares e a morte súbita são mais incidentes em diabéticos. Anormalidades na variabilidade da frequência cardíaca, microalternância de onda T e alongamento do intervalo QTc foram observados nessa população. Tanto a hipoglicemia quanto a hiperglicemia estão associadas a arritmias ventriculares, e a hipoglicemia noturna induzida por insulina pode estar associada à morte.[3]

O perfil hormonal masculino e feminino influencia a regulação dos canais iônicos cardíacos. Como efeito final, observa-se uma tendência à menor duração do potencial de ação nos homens e maior duração nas mulheres, o que resulta em maior incidência de repolarização precoce nos homens e de intervalo QT prolongado e síndrome do QT longo adquirido nas mulheres.[3]

Os fenômenos inflamatórios, secundários a doenças infectocontagiosas ou reumatológicas, estão relacionados à arritmogênese, seja por modulação do aparato iônico, acoplamento celular ou deposição de matriz extracelular. Cerca de 5% a 10% de todas as células cardíacas são leucócitos, principalmente macrófagos e monócitos, que desempenham papel importante na fisiologia e fisiopatologia cardíaca. Níveis elevados de proteína C-reativa, interleucina-6 e fator de necrose tumoral, entre outros, estão associados a maior incidência de fibrilação atrial. A detecção de autoanticorpos antirreceptor beta, canais de sódio, potássio e cálcio tem sido implicada em casos de morte súbita. Há relatos de autoanticorpos anticanais de potássio produzindo uma versão autoimune da Síndrome do QT longo.[4]

A insuficiência renal crônica apresenta outro cenário clínico de grande complexidade. A ativação do sistema renina-angiotensina-aldosterona, o hiperparatireoidismo secundário e a inflamação sistêmica aumentam o risco aumentado de doença arterial coronariana, hipertrofia ventricular esquerda e anormalidades eletrofisiológicas, como o alongamento do intervalo QT. Essa pluralidade patogenética condiciona uma maior incidência de fibrilação atrial, arritmias ventriculares e morte súbita. Além disso, o risco aumentado de sangramento torna desafiador o uso de anticoagulantes em portadores de fibrilação atrial, particularmente nas formas avançadas de insuficiência renal.[5]

A evolução das terapias antineoplásicas tem produzido resultados impressionantes. No entanto, a cardiotoxicidade frequentemente é observada, manifestando-se como disfunção ventricular, isquemia miocárdica, hipertensão, trombose ou arritmias cardíacas. Estresse oxidativo, peroxidação lipídica, sobrecarga de cálcio, oclusão coronariana e inflamação estão envolvidos na agressão miocárdica e na gênese de arritmias cardíacas. Quase todas as classes farmacológicas utilizadas em terapias antineoplásicas estão associadas à ocorrência de arritmias. Embora não existam estratégias preventivas específicas com eficácia comprovada, a identificação e o tratamento precoces são imperativos.[6]

É importante notar que arritmias cardíacas relevantes podem ser assintomáticas e que a morte súbita pode ser a primeira manifestação de doença cardíaca. A prospecção ativa de anormalidades cardíacas – estruturais, funcionais ou do ritmo – é crucial, especialmente nas patologias comumente associadas ou causadoras de anormalidades cardiovasculares.

A história clínica e o exame físico cuidadosos são o ponto de partida. O eletrocardiograma continua sendo uma ferrramenta essencial na avaliação clínica, e toda informação obtida por esse método é relevante. Atenção sistemática deve ser dada ao intervalo QT corrigido.

Atualmente, a maioria dos eletrocardiógrafos é capaz de realizar análises e medições automáticas com precisão crescente. No entanto, a medição automatizada do intervalo QT tende a superestimar seu valor real. Por esse motivo, é fundamental possuir habilidade para medir corretamente sua duração, a fim de confirmar a precisão da medida automática.[7]

Inúmeras doenças não cardíacas promovem o alongamento do intervalo QT corrigido, assim como diversas medicações comumente utilizadas, que também podem prolongar esse intervalo. Essa associação pode resultar na Síndrome do QT longo adquirido, taquicardia ventricular polimórfica (torsades de pointes) e morte, afetando um número expressivo de pacientes em regime hospitalar ou ambulatorial. Especialmente em pacientes predispostos ou em condições de maior gravidade, com múltiplas medicações, é imprescindível identificar fármacos com potencial para prolongar o intervalo QT, bem como verificar possíveis interações medicamentosas que favoreçam essa anormalidade eletrofisiológica.[8]

Pela sua multipatogenia, a incidência da fibrilação atrial está aumentada em várias condições clínicas. Considerando sua elevada prevalência e potencial morbimortalidade, toda oportunidade deve ser aproveitada no sentido de sua prospecção. Palpação do pulso radial, ausculta cardíaca, eletrocardiograma e Holter de 24 horas são ferramentas diagnósticas importantes. Além disso, o uso crescente de *smartwatches* capazes de aferir a frequência cardíaca e realizar registros eletrocardiográficos de uma derivação, associados a algoritmos de diagnóstico de fibrilação atrial, tornou-se um recurso poderoso para a detecção dessa arritmia, especialmente porque muitos episódios são assintomáticos.[1]

Naturalmente, todas as modalidades de exames de imagem devem ser utilizadas no diagnóstico de cardiopatias associadas, de acordo com as recomendações específicas das sociedades de cardiologia. A relação entre remodelamento ventricular, disfunção sistólica e diastólica, isquemia miocárdica, diversas formas de arritmia e morte súbita é bem estabelecida. Por isso, todos os esforços devem ser direcionados ao diagnóstico e à estratificação de risco.

As opções terapêuticas incluem o uso de antiarrítmicos, ablação por cateter com radiofrequência ou crioablação e dispositivos eletrônicos implantáveis, como marcapasso, ressincronizador cardíaco e desfibrilador automático. Suas indicações seguem recomendações baseadas em evidências, geralmente feitas com o auxílio do cardiologista ou ritmologista.[1,2,9,10]

Referências

1. Hindricks G, Potpara T, Dagres N, Arbelo E, Bax JJ, Blomström-Lundqvist C, et al. 2020 ESC Guidelines for the diagnosis and management of atrial fibrillation developed in collaboration with the European Association for Cardio-Thoracic Surgery (EACTS): The Task Force for the diagnosis and management of atrial fibrillation of the European Society of Cardiology (ESC) Developed with the special contribution of the European Heart Rhythm Association (EHRA) of the ESC. *Eur Heart J.* 2021 Feb 1;42(5):373-498.

2. Zeppenfeld K, Tfelt-Hansen J, De Riva M, Winkel BG, Behr ER, Blom NA, et al. 2022 ESC Guidelines for the management of patients with ventricular arrhythmias and the prevention of sudden cardiac death. *Eur Heart J.* 2022 Oct 21;43(40):3997-4126.

3. Gorenek B, Boriani G, Dan GA, Fauchier L, Fenelon G, Huang H, et al. European Heart Rhythm Association (EHRA) position paper on arrhythmia management and device therapies in endocrine disorders, endorsed by Asia Pacific Heart Rhythm Society (APHRS) and Latin American Heart Rhythm Society (LAHRS). *Europace.* 2018 Jun 1;20(6):895-6.

4. Grune J, Yamazoe M, Nahrendorf M. Electroimmunology and cardiac arrhythmia. *Nat Rev Cardiol.* 2021 Aug;18(8):547-564.

5. Akhtar Z, Leung LWM, Kontogiannis C, Chung I, Waleed K Bin, Gallagher MM. Arrhythmias in Chronic Kidney Disease. Eur Cardiol. 2022 Mar 7;17:e05.

6. Abdul-Rahman T, Dunham A, Huang H, Bukhari SMA, Mehta A, Awuah WA, et al. Chemotherapy Induced Cardiotoxicity: A State of the Art Review on General Mechanisms, Prevention, Treatment and Recent Advances in Novel Therapeutics. *Curr Probl Cardiol.* 2023 Apr;48(4):101591.

7. Vink AS, Neumann B, Lieve KVV, Sinner MF, Hofman N, El Kadi S, et al. Determination and Interpretation of the QT Interval: Comprehensive Analysis of a Large Cohort of Long QT Syndrome Patients and Controls. *Circulation.* 2018 Nov 20;138(21):2345-58.

8. Woosley RL, Heise CW, Gallo T, Woosley D, Romero KA. http://www.crediblemeds.org/ [Internet]. [cited 2023 Aug 29]. Disponível em: http://www.crediblemeds.org/

9. Teixeira RA, Fagundes AA, Junior JMB, de Oliveira JC, de Tarso Jorge Medeiros P, Valdigem BP, et al. Brazilian Guidelines for Cardiac Implantable Electronic Devices – 2023. *Arq Bras Cardiol.* 2023;120(1):e20220892.

10. Brugada J, Katritsis DG, Arbelo E, Arribas F, Bax JJ, Blomstrom-Lundqvist C, et al. 2019 ESC Guidelines for the management of patients with supraventricular tachycardia. *Eur Heart J.* 2020 Feb 1;41(5):655-720.

8

Miocardite

Ariane Vieira Scarlatelli Macedo

INTRODUÇÃO

A miocardite é uma doença inflamatória do músculo cardíaco causada por uma variedade de condições infecciosas e não infecciosas[1] (Tabela 8.1). Pode ser classificada como aguda, subaguda ou crônica e pode apresentar envolvimento focal ou difuso do miocárdio. A cardiomiopatia inflamatória é definida como miocardite acompanhada de disfunção cardíaca.[2]

EPIDEMIOLOGIA

A frequência da miocardite não está bem definida, pois sua apresentação clínica é variável e não há um teste diagnóstico não invasivo sensível e específico para confirmar o diagnóstico. No relatório *Global Burden of Disease* de 2019, a taxa de miocardite foi de 6,1 por 100.000 em homens e 4,4 por 100.000 em mulheres entre 35 e 39 anos[3]. Durante a pandemia de Covid-19, foram relatados 4,1 casos de miocardite definida, provável ou possível para cada 1.000 pacientes hospitalizados por Covid-19. Finalmente, uma análise de dados atualmente disponíveis sobre a miocardite relacionada à vacina de RNA mensageiro (mRNA) contra a Covid-19 sugeriu uma incidência global de 0,3 a 5,0 casos por 100.000 pessoas nos Estados Unidos e em Israel.[4]

86 Parte **1** | Cardiologia no Contexto da Clínica Médica

Tabela 8.1. Causas de miocardite aguda

1 - Miocardite infecciosa	
Viral	
Vírus RNA	Vírus Coxsackie A a B, echo-vírus, poliovírus, vírus da influenza A e B, vírus sincicial respiratório, vírus da caxumba, vírus do sarampo, vírus da rubéola, vírus da hepatite C, vírus da dengue, vírus da febre amarela, vírus da Chikungunya, vírus Junin, vírus da febre de Lassa, *Rabies virus,* vírus da imunodeficiência humana-1
Vírus DNA	Adenavírus, parvovírus B19, citomegalovírus, herpes-vírus humano-6, vírus Epstein-Barr, vírus varicela-zóster, herpes-vírus simples, vírus da varíola, vírus vaccina
Bactérias	*Staphylococcus, Streptococcus, Pneumococcus, Meningococcus, Gonococcus, Salmonella, Corynebacterium diphtheriae, Haemophilus influenzae, Mycobacterium* (tuberculose), *Mycoplasma pneumoniae, Brucella*
Espiroquetas	*Borrelia* (doença de Lyme), *Leptospira* (doença de Weil)
Fungos	*Aspergillus, Actinomyces, Blastomyces, Candida, Coccidioides, Cryptocuccus, Histoplasma, Mucormycases, Nocardia, Sporothrix*
Protozoários	*Trypanosoma cruzi, Toxoptasma gondii, Entamoeba, Leishmania*
Parasitas	*Trichinella spiralis, Echinococcus granulosus, Taenia solium*
Rickéttsias	*Coxiella burnetii* (Febre Q), *R. Rickettsii* (febre maculosa das Montanhas Rochosas), *R. tsutsugamushi*
2 - Miocardite imunomediada	
Alérgenos	Toxoide tetânico, vacinas, doença do soro Drogas: penicilina, cefaclor, conchicina, furosemida, isoniazida, lidocaína, tetraciclina, sulfonamidas, fenitoína, fenilbutazona, metildopa, diuréticos tiazídicos, amitriplina
Aloartígenos	Rejeição do coração transplantado
Autoantígenos	Miocardite tinfocítica infecção-negativa, miocardite de células gigantes infecção-negativa associadas a distúrbios autoimunes: lúpus eritematoso sistêmico, artrite reumatoide, sindrorne de Churg-Strauss, doença de Kawasaki, doença inflamatória intestinal, esclerodermia, polimiosite, miastenia grave, diabetes *melitus* dependente de insulina, sarcoidose, granulomatose de Wegener, febre reumática, imunoterapia oncológica (inibidores de *check-point* imunológico)
3 - Miocardite tóxica	
Drogas	Anfetaminas, antraciclinas, cocaína, cciclofosfamida, etanol, fluouracil, lítio, catecolaminas, hemetina, trastuzumabe, clozapina, interleucina-2, inibidores de *check-point* imunológico
Metais pesados	Cobre, ferro, chumbo
Miscelânea	Picada de escorpião, picada de cobra, picada de aranha, picada de abelha e vespa, monóxido de carbono, inalantes, fósforo, arsénico, azida de sódio
Hormônios	Feocromocitoma
Agentes físicos	Radiação, choque elétrico

Fonte: Adaptada da Diretriz Brasileira de Miocardites.[1]

ETIOLOGIA

A miocardite pode resultar de uma ampla gama de doenças infecciosas ou não infecciosas, da ativação do sistema imunológico (autoimunidade, como na sarcoidose, ou estimulação imunológica, como por vacinas ou terapias contra o câncer) ou da exposição a toxinas e medicamentos (p. ex., quimioterapia), incluindo componentes endógenos, como observado na amiloidose e na tireotoxicose. Entre as formas infecciosas de miocardite, os vírus são a causa mais comum. No entanto, em populações selecionadas, infecções por patógenos não virais (p. ex., bactérias [*Corynebacterium diphtheriae* e *Borrelia burgdorferi*], parasitas [*Trypanosoma cruzi*]) e cardite reumática pós-estreptocócica, ainda são causas relevantes.[1]

No contexto da Covid-19, os mecanismos das lesões cardíacas provavelmente são multifatoriais, podendo incluir não apenas endotelite ou miocardite, mas também lesão miocárdica decorrente de incompatibilidade entre oferta e demanda de oxigênio, trombose, resposta inflamatória e isquemia miocárdica.[2]

Vários agentes farmacológicos têm sido associados ao risco de miocardite, como agentes antipsicóticos, quimioterápicos citotóxicos, imunoterapias, vacinas. A miocardite induzida por vacina é frequentemente uma miocardite eosinofílica, como observado nos casos associados à vacina contra varíola. Mais recentemente, a miocardite tem sido reconhecida como uma complicação rara da vacina de mRNA contra a Covid-19.

O papel da genética como fator contribuinte na miocardite tem sido documentado, com variantes deletérias em genes relacionados à estrutura e função dos cardiomiócito, detectadas em até 16% dos casos.[5] O substrato genético pode desempenhar um papel crítico no desfecho fenotípico de pacientes expostos a fatores infecciosos ou tóxicos.

APRESENTAÇÃO CLÍNICA

As manifestações clínicas da miocardite são muito variáveis, abrangendo desde uma doença subclínica até sintomas como fadiga, dor torácica, insuficiência cardíaca, choque cardiogênico, arritmias e morte súbita. Não existem estudos epidemiológicos de base populacional que definam precisamente os sintomas de apresentação da miocardite aguda, subaguda ou crônica. Essa lacuna decorre, em parte, da ausência de um teste diagnóstico não invasivo, seguro e sensível, capaz de confirmar o diagnóstico. A variabilidade na apresentação clínica reflete a diversidade na gravidade histológica da doença, na etiologia e no estágio da doença no momento do diagnóstico.

A inflamação miocárdica pode ser focal ou difusa, envolvendo uma ou todas as câmaras cardíacas. Nos casos de miocardite difusa grave, pode ocorrer evolução para cardiomiopatia dilatada aguda. Diversas manifestações clínicas são inespecíficas, como mialgias e histórico de infecção respiratória superior recente. A idade de início da doença varia, mas, normalmente, ocorre entre 20 e 50 anos.

Alguns pacientes apresentam sinais de infecções virais sistêmicas ou outras infecções (bacterianas, rickettsiais, fúngicas ou parasitárias) ou erupções cutâneas acompanhadas de eosinofilia, frequentemente associadas ao uso de um novo medicamento ou vacina. No entanto, muitos pacientes não apresentam essas características. Por exemplo, em uma série miocardite confirmada por biópsia, 36% dos pacientes relataram infecção respiratória superior ou enterite recente.[6] Como muitos vírus cardiotrópicos, incluindo o *Coxsackie A*, também possuem afinidade pelo tecido muscular esquelético, a presença concomitante de dor e sensibilidade muscular pode aumentar a suspeita de miocardite.

Uma das apresentações clínicas pode ser uma infecção viral aguda (p. ex., doença exantemática em crianças e adultos causada pelo parvovírus B19) acompanhada de taquicardia desproporcional à febre.

Muitos casos sintomáticos de miocardite linfocítica ou pós-viral se manifestam com síndrome de insuficiência cardíaca (IC) e cardiomiopatia dilatada. Nos casos mais graves, a miocardite difusa de evolução rápida pode levar à insuficiência miocárdica aguda e ao choque cardiogênico.

A dor torácica em pacientes com miocardite frequentemente reflete pericardite associada. A doença pode mimetizar isquemia miocárdica e/ou infarto, tanto em sintomas quanto em alterações no ECG, particularmente em pacientes mais jovens. A elevação da troponina no contexto de pericardite geralmente é atribuída à inflamação epicárdica, sendo denominada "miopericardite". Em casos extremos, a miocardite pode se manifestar como morte súbita inesperada.

Várias arritmias podem ocorrer em pacientes com miocardite. A taquicardia sinusal é a mais frequente, superando arritmias atriais ou ventriculares graves. Palpitações secundárias a complexos atriais ou, mais frequentemente, a extrassístoles ventriculares, também são frequentes.

DIAGNÓSTICO

Deve-se suspeitar de miocardite em pacientes com ou sem sinais e sintomas cardíacos que apresentem aumento nos níveis de biomarcadores cardíacos, alteração no eletrocardiograma (ECG) sugestivas de lesão miocárdica aguda, arritmia ou anormalidades da função sistólica ventricular, especialmente se esses achados clínicos forem novos e inexplicáveis (Figura 8.1). A avaliação diagnóstica de pacientes com suspeita de miocardite deve incluir os seguintes componentes:

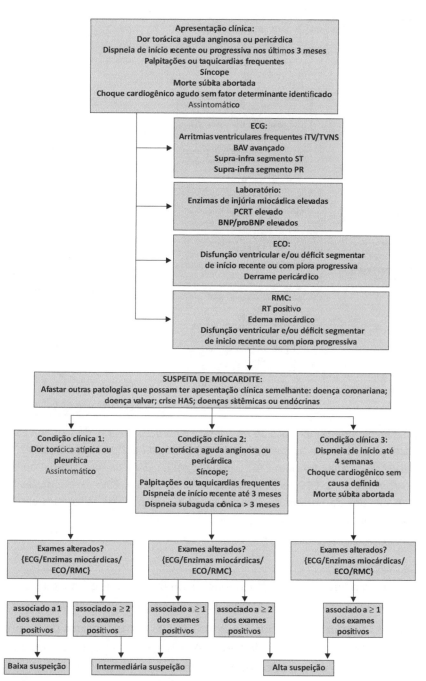

Figura 8.1. Algoritmo de estratificação de suspeita clínica diagnóstica de miocardite. BAV: bloqueio atrioventricular; BNP: peptídeo natriurético tipo B; ECG: eletrocardiograma; ECO: ecocardiograma transtorácico; HAS: hipertensão arterial; PCRT: proteína C reativa titulada; PR: segmento PR; RMC: ressonância magnética cardíaca; RT: realce tardio; ST: segmento ST; TV: taquicardia ventricular; TVNS: taquicardia ventricular não sustentada.

Fonte: ref 1.

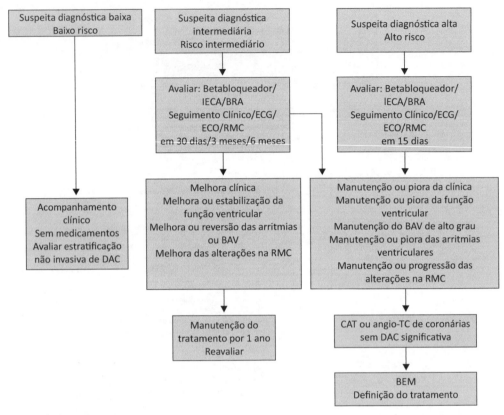

Figura 8.2. Fluxograma terapêutico de miocardite com base no grau de suspeita clínica e no prognóstico. BAV: bloqueio atrioventricular; BEM: biópsia endomiocárdica; BRA: bloqueador do receptor da angiotensina; CAT: coronariografia; DAC: doença arterial coronariana; ECG: eletrocardiograma; ECO: ecocardiograma transtorácico; ESV: extrassístoles ventriculares; IECA: inibidor da enzima de conversão; RMC: ressonância magnética cardíaca; TC: tomografia computadorizada.

Fonte: Diretriz Brasileira de Miocardite, ref. 1.

- *História clínica e exame físico:* para avaliar sintomas e sinais de miocardite e insuficiência cardíaca, além de investigar possíveis causas.
- *Testes laboratoriais iniciais:* incluindo ECG, níveis séricos de troponina e, geralmente, radiografia de tórax. A dosagem do peptídeo natriurético é indicada se o diagnóstico de IC for incerto.
- *Ecocardiografia:* deve ser realizada em todos os pacientes com suspeita de miocardite para avaliar a função ventricular regional e global, a função valvar e outras causas de disfunção cardíaca.
- *Angiografia coronária:* indicada em pacientes selecionados com apresentação clínica indistinguível de uma síndrome coronariana aguda, doença

coronariana limitante do estilo de vida, apesar da terapia médica, ou características de alto risco para doença cardíaca isquêmica em testes não invasivos.

- *Ressonância magnética cardiovascular*: recomendada para pacientes com suspeita de miocardite, elevação de troponina e/ou disfunção ventricular sem causa evidente, como cardiopatia isquêmica.

- *Biópsia endomiocárdica*: as indicações para biópsia endomiocárdica (BEM) devem ser avaliadas em pacientes com suspeita clínica de miocardite. A decisão de realizá-la deve basear-se na probabilidade de impacto significativo no tratamento do paciente. Indicações incluem: IC de início inexplicável com menos de duas semanas de duração, associada a comprometimento hemodinâmico; ou início inexplicável entre duas semanas e três meses de duração, associado a ventrículo esquerdo dilatado e novas arritmias ventriculares, bloqueio atrioventricular (AV) de segundo grau Mobitz tipo II, bloqueio AV de terceiro grau ou IC refratária.[1]

O diagnóstico definitivo de miocardite é baseado na BEM, incluindo análise histológica (critérios de Dallas), colorações imuno-histoquímicas e detecção de genomas virais por técnicas moleculares, principalmente a reação em cadeia da polimerase (PCR).

Em pacientes com suspeita de miocardite, o diagnóstico diferencial deve incluir outras condições com sintomas e sinais semelhantes, como causas alternativas de lesão miocárdica (doença cardíaca isquêmica e cardiomiopatia). A miocardite pode apresentar-se de forma semelhante à doença cardíaca isquêmica, apresentando dor torácica, anormalidades no ECG e elevação de biomarcadores cardíacos.

O espasmo coronário, ocasionalmente grave, pode acompanhar a miocardite e causar angina. As anormalidades de motilidade parietal observadas na miocardite variam desde anormalidades regionais (que podem ocorrer em distribuições não coronarianas ou coronarianas) até anormalidades globais. Essas anormalidades, induzidas pelo exercício, podem ser identificadas tanto em pacientes com doença cardíaca isquêmica quanto com miocardite. Em casos de miocardite, tais alterações na contratilidade parietal, têm sido atribuídas à disfunção microvascular.

A angiografia coronariana é indicada em pacientes selecionados com achados clínicos sugestivos de doença coronariana, a fim de auxiliar na diferenciação entre doença cardíaca isquêmica e miocardite.

A cardiomiopatia por estresse (Takotsubo) pode apresentar sintomas semelhantes (p. ex., dor no peito), sinais físicos de IC e resultados de exames compatíveis (incluindo anormalidades regionais de movimento da parede e elevação de troponina). No entanto, os padrões de anormalidade da motilidade parietal mais comumente observados na cardiomiopatia por estresse (normalmente disfunção apical do VE e, menos comumente, disfunção basal) geralmente não são observados na miocardite. Além disso, a recuperação da função ventricular na cardiomiopatia de estresse é, em geral, mais rápida (comumente em até uma semana e, geralmente, em no máximo quatro semanas) em comparação com a miocardite.

TERAPIA

O tratamento da miocardite inclui o manejo de arritmias e IC de acordo os *guidelines* convencionais, além de terapias direcionadas às causas específicas (Figura 8.2).

Pacientes com IC hemodinamicamente estável devem ser tratados prioritariamente com inibidores da enzima de conversão da angiotensina (IECA), betabloqueadores e antagonistas de aldosterona. A eficácia do início precoce do tratamento em pacientes com FEVE preservada, com o objetivo de reduzir inflamação, remodelamento e fibrose, ainda é incerta.

Pacientes hemodinamicamente instáveis podem necessitar de agentes inotrópicos em uma unidade de terapia intensiva. Para aqueles em choque cardiogênico com insuficiência ventricular grave e disfunção refratária à terapia médica, pode ser necessário suporte circulatório mecânico, como dispositivos de assistência ventricular ou oxigenação por membrana extracorpórea (ECMO).

Não há recomendações específicas para o tratamento de arritmias e distúrbios de condução em pacientes com miocardite. Após a fase aguda, o manejo deve seguir as diretrizes atuais para arritmias e o uso de CDI. Como a miocardite é potencialmente reversível, sugere-se uma abordagem cautelosa durante a fase aguda.

Em atletas competitivos, a atividade física deve ser restrita durante a fase aguda da miocardite e por um período de 3 a 6 meses subsequentes, dependendo da gravidade clínica e da duração da fase aguda. Após a resolução da condição, é recomendada uma reavaliação clínica antes que o atleta retome o esporte competitivo.[8]

Referências

1. Montera MW, Marcondes-Braga FG, Simões MV, et al. Diretriz de Miocardites da Sociedade Brasileira de Cardiologia – 2022. *Arq Bras Cardiol.* [Internet]. 2022;119(1):143-211.
2. Cooper LT Jr. Myocarditis. *N Engl J Med.* 2009 Apr 9;360(15):1526-38. doi: 10.1056/NEJMra0800028. PMID: 19357408; PMCID: PMC5814110.
3. Roth GA, Mensah GA, Johnson CO, et al. Global burden of cardiovascular diseases and risk factors, 1990–2019: update from the GBD 2019 study. *J Am Coll Cardiol.* 2020;76:2982-3021.
4. Witberg G, Barda N, Hoss S, et al. Myocarditis after Covid-19 vaccination in a large health care organization. *N Engl J Med.* 2021;385:2132-9.

5. Ader F, Surget E, Charron P, et al. Inherited cardiomyopathies revealed by clinically suspected myocarditis: highlights from genetic testing. *Circ Genom Precis Med.* 2020;13(4):e002744.
6. Tschöpe C, Ammirati E, Bozkurt B, et al. Myocarditis and inflammatory cardiomyopathy: current evidence and future directions. *Nat Rev Cardiol.* 2021;18:169-93.
7. Felker GM, Thompson RE, Hare JM, et al. Underlying causes and long-term survival in patients with initially unexplained cardiomyopathy. *N Engl J Med.* 2000;342(15):1077.
8. Seferović PM, Tsutsui H, McNamaraDM, et al. Heart Failure Association of the ESC, Heart Failure Society of America and Japanese Heart Failure Society position statement on endomyocardial biopsy. *Eur J Heart Fail.* 2021;23:854-71.

9

Aterosclerose Coronária

Rodolfo Vaz

INTRODUÇÃO

As doenças cardiovasculares continuam sendo a principal causa de morbimortalidade no mundo. No Brasil, elas representam as principais causas de mortes. De acordo com o Ministério da Saúde, cerca de 300 mil indivíduos por ano sofrem Infarto Agudo do Miocárdio (IAM), com óbito em 30% desses casos. Estima-se que, até 2040, haverá um aumento de até 250% desses eventos no país.[1]

Um levantamento realizado entre 2008 e 2022, revelou um aumento significativo no número de internações por infarto no Brasil. Entre os homens, o crescimento foi de 158%, passando de 5.282 para 13.645 casos. Entre as mulheres, o aumento foi de 157%, de 1.930 para 4.973 casos. O estudo utilizou dados do Data SUS, do Ministério da Saúde.[1]

Os principais fatores de risco para essas doenças incluem hipertensão arterial, diabetes, dislipidemia, tabagismo, obesidade, sedentarismo e estresse, todos ainda com alta prevalência na população em geral. Assim, o papel do clínico é de suma importância para o diagnóstico, tratamento e controle dessas comorbidades, além do diagnóstico inicial e manejo da doença aterosclerótica, devido a sua elevada incidência na população.

DIAGNÓSTICO

O diagnóstico da doença aterosclerótica pode ser estabelecido por meio de um evento clínico ou pela identificação de aterosclerose subclínica. Esta última pode ser detectada por:

- Placa em carótida com estenose maior que 50%.
- Índice tornozelo-braquial (ITB) alterado (< 0,9).
- Presença de placa em coronárias identificada por angiotomografia ou cineangiocoronariografia.
- Escore de cálcio coronário elevado (> 100 unidades Agatston em tomografia).
- Aneurisma de aorta abdominal.[2]

A aterosclerose manifesta condições como angina, infarto agudo do miocárdio (IAM), acidente isquêmico transitório (AIT), acidente vascular cerebral (AVC), claudicação intermitente e oclusão arterial periférica.

A formação da placa aterosclerótica inicia-se com a disfunção endotelial, frequentemente decorrente da exposição a fatores como hipertensão arterial, diabetes, tabagismo e estresse.[3] Como consequência, a disfunção endotelial aumenta a permeabilidade da camada íntima às lipoproteínas plasmáticas, favorecendo sua retenção no espaço subendotelial. Uma vez retidas, as partículas de LDL sofrem oxidação, causando a exposição de diversos neoepítopos, tornando-as imunogênicas.

O depósito de lipoproteínas na parede arterial é um processo central no início da aterogênese, ocorrendo proporcionalmente à concentração dessas lipoproteínas no plasma. Além disso, a disfunção endotelial promove o surgimento de moléculas de adesão leucocitária na superfície endotelial, estimuladas pela presença de LDL oxidada. Essas moléculas atraem monócitos e linfócitos para o interior da parede arterial. Os monócitos, guiados por proteínas quimiotáticas, migram para o espaço subendotelial, onde se diferenciam em macrófagos. Estes, por sua vez, captam as LDL oxidadas, transformando-se em células espumosas, que são o principal componente das estrias gordurosas – as lesões macroscópicas iniciais da aterosclerose.

Uma vez ativados, os macrófagos contribuem para a progressão da placa aterosclerótica ao secretarem citocinas, que amplificam a inflamação, e enzimas proteolíticas, capazes de degradar colágeno e outros componentes do tecido local. A lesão endotelial facilita a passagem de lipoproteínas, como a LDL, para a camada íntima, desencadeando um processo inflamatório, formação de células espumosas e desenvolvimento da placa aterosclerótica.[4]

Normalmente, a história natural da aterosclerose é progressiva, e sua instabilidade é desencadeada, principalmente, por erosão ou ruptura da placa. Os estágios evolutivos da placa aterosclerótica incluem:

1. Espessamento intimal.

2. Formação de fibroateroma, inicialmente com necrose localizada e, posteriormente, necrose avançada.

3. Evolução para fina capa de fibroateroma.

As lesões instáveis, com potencial para desencadear eventos clínicos, incluem placas com fina capa de ateroma e nódulos calcificados. Já as placas estáveis são caracterizadas pela fibrocalcificação. É importante destacar que o processo de aterosclerose subclínica inicia-se anos antes do surgimento de sintomas ou eventos clínicos.[3,5]

A identificação de indivíduos assintomáticos portadores de aterosclerose, e, portanto, sob risco de eventos cardiovasculares agudos, como infarto e morte, é fundamental para a implementação de medidas de tratamento e prevenção primária.

A estimativa do risco de doença aterosclerótica pode ser realizada por meio do somatório do risco individual e do sinergismo entre os fatores de risco reconhecidos para doenças cardiovasculares. Dada a complexidade dessas interações, a atribuição intuitiva do risco frequentemente resulta em subestimação ou superestimação dos casos de maior ou menor risco, respectivamente. Para superar essa dificuldade, diversos algoritmos foram desenvolvidos com base em análises de regressão de estudos populacionais, os quais têm aprimorado substancialmente a identificação do risco global.[6]

Entre os algoritmos existentes, a Diretriz Brasileira de Dislipidemia e Aterosclerose recomenda o uso do Escore de Risco Global (ERG), que estima o risco de IAM, AVC, insuficiência cardíaca ou insuficiência vascular periférica, sejam fatais ou não fatais, em um período de 10 anos. O ERG deve ser utilizado tanto na avaliação inicial quanto em pacientes em uso de estatinas que não sejam classificados como de muito alto risco ou alto risco. Essa calculadora está disponível no site do Departamento de Aterosclerose da Sociedade Brasileira de Cardiologia (SBC) e em aplicativos para sistemas iOS e Android.[4]

Pacientes sintomáticos podem apresentar-se com angina típica, dor torácica ou equivalentes anginosos. São definições importantes que todo clínico deve reconhecer. Primeiramente, é essencial identificar a probabilidade de uma dor torácica ser de origem coronária, considerando a probabilidade de doença arterial coronariana crônica (DAC) com base nos sintomas, sexo e idade do paciente. Em segundo lugar, é importante definir a dor anginosa, que pode ser descrita como uma síndrome clínica caracterizada por dor ou desconforto em qualquer uma das seguintes regiões: tórax, epigástrio, mandíbula, ombro, dorso ou membros superiores.

A dor anginosa é tipicamente desencadeada ou agravada por atividade física ou estresse emocional e atenuada pelo uso de nitroglicerina e seus derivados.

A angina é comumente observada em pacientes com DAC e comprometimento de, pelo menos, uma artéria epicárdica. No entanto, também ocorre em casos de doença cardíaca valvar, cardiomiopatia hipertrófica, hipertensão não controlada, espasmo coronariano ou disfunção endotelial.[6]

Por fim, é essencial determinar a gravidade de uma angina estável, lembrando que casos de angina instável requerem avaliação de urgência.

Os testes adicionais na angina estável são baseados na probabilidade de DAC significativa, a qual é determinada pelo tipo de dor, sexo, comorbidades e idade do paciente. Fatores como tabagismo (mínimo de meio maço por dia durante 5 anos ou 25 maços ao ano), colesterol total (> 250 mg/dL) e glicemia de jejum (> 140 mg/dL) também aumentam a chance de DAC. Por outro lado, fatores como história familiar e hipertensão, não possuem forte valor preditivo.

Após a estimativa da probabilidade, ela é categorizada como baixa, intermediária ou alta, de acordo com os seguintes critérios:

- Baixa: < 10%.
- Intermediária: 10% a 90%.
- Alta: > 90%.

Nos casos de baixa probabilidade, os testes adicionais focam na investigação de causas não cardíacas para a dor torácica. Para alta probabilidade, deve-se prosseguir com exames diagnósticos visando determinar o risco individual de eventos cardíacos, como infarto do miocárdio (fatal ou não). Em casos de probabilidade intermediária, são necessários métodos complementares para confirmar a DAC e estratificar o risco.

Entre os testes adicionais disponíveis, destacam-se:

- Eletrocardiograma de esforço (Teste Ergométrico).
- Ecocardiograma com estresse.
- Cintilografia miocárdica com estresse.
- Tomografia.
- Ressonância Magnética Cardiovascular (RMC).
- Cineangiocoronariografia (CATE).

A escolha do método deve considerar características individuais, como:

- Condicionamento físico e tolerabilidade ao esforço.
- Achados no ECG de repouso (bloqueio de ramo, marca-passo definitivo, alterações de repolarização, entre outros).
- Histórico de doença coronariana (infarto prévio ou revascularização).
- Preferências e ocupação do paciente (especialmente em profissões de risco ou com acesso limitado a socorro médico).

Como a mortalidade anual em pacientes com angina estável varia entre 1,2% e 2,4%, métodos diagnósticos que ofereçam maior incidência de complicações ou morte devem ser evitados.[6]

TRATAMENTO

O tratamento da angina estável visa reduzir eventos cardiovasculares, como morte, IAM e AVC, além de melhorar a qualidade de vida por meio da redução dos sintomas anginosos. Esse objetivo pode ser alcançado através de mudanças no estilo de vida, terapia medicamentosa otimizada e revascularização coronária, quando indicada.

Os medicamentos utilizados podem atuar nos mecanismos da doença aterosclerótica ou no alívio dos sintomas anginosos. Dentre os tratamentos que interferem no processo ateroscleróticos, destacam-se[7]:

- Inibidores da ECA.
- Estatinas/ezetimiba/inibidor de PCSK9 e Inclisiran.
- Ácido eicosapentaenoico.
- Antiplaquetários e/ou antitrombóticos.
- Antidiabéticos.
- Terapias anti-inflamatórias.

A terapia para redução do LDL-colesterol pode ser realizada com diversas medicações disponíveis atualmente, como estatinas, ezetimiba, inibidores de PCSK9, Inclisiran. Com o uso das estatinas, deve-se buscar alcançar a dose máxima tolerada. Caso sejam necessários tratamentos adicionais para a redução do LDL-colesterol, a ezetimiba e os inibidores de PCSK9 também se mostram eficazes, tanto na redução dos níveis de LDL-colesterol quanto na diminuição de desfechos cardiovasculares.[7]

Sendo mais recentemente lançado, o Inclisiran, um siRNA (*small interfering RNA*), bloqueia a produção de PCSK9 nos hepatócitos, promovendo a redução do LDL-colesterol de forma independente das mutações genéticas.[8]

Outro tratamento que auxilia na redução de desfechos cardiovasculares é o ácido eicosapentaenoico (EPA). No estudo REDUCE-IT, publicado na NEJM, foi demonstrado que, em pacientes de alto risco cardiovascular (diabetes associado a outro fator de risco ou doença cardiovascular estabelecida), já tratados com estatina, com LDL-colesterol entre 40 e 100 mg/dL, mas com triglicerídeos de até 500 mg\dL, o uso do EPA (um dos componentes do ômega-3) reduziu eventos cardiovasculares, incluindo morte cardiovascular. Esse é um resultado impactante, considerando que a maioria dos estudos e metanálises sobre o ômega-3 não demonstravam benefícios.[9]

A terapia antiplaquetária e antitrombótica é outro tratamento importante para a redução de desfechos em pacientes com DAC ou síndrome coronariana crônica (SCC).[7] O antiplaquetário preferencialmente utilizado é a aspirina em baixas doses (até 100 mg/dia) ou, quando contraindicado, um inibidor de adenosina difosfato. A dupla terapia antiplaquetária (DAPT) é recomendada por 6 meses após uma angioplastia. Baixas doses de rivaroxabana (2,5 mg duas vezes ao dia), em combinação com aspirina, também demonstraram redução de desfechos quando comparadas ao uso isolado de aspirina em pacientes com doença arterial periférica.[7]

Em pacientes com indicação de anticoagulação por outras causas (fibrilação atrial ou prótese mecânica), manter somente a terapêutica anticoagulante em longo prazo pode ser uma opção satisfatória.[10]

O tratamento de pacientes com diabetes e doença coronária deve preferencialmente incluir inibidores de SGLT2 e agonistas de GLP-1, que demonstraram eficácia na redução de desfechos cardiovasculares.[7,11-13]

A meta do controle pressórico para pacientes com doença coronária crônica ou síndrome coronariana crônica (SCC) deve ser inferior a 130 x 80 mmHg, preferencialmente pelo uso de inibidores da ECA. Outros anti-hipertensivos, como bloqueadores do receptor de angiotensina (BRA), sacubitril-valsartana e betabloqueadores, podem ser usados para alcançar essa meta, especialmente em pacientes com insuficiência cardíaca e fração de ejeção reduzida. Bloqueadores de canais de cálcio e nitratos são indicados para pacientes com sintomas anginosos.[7,11]

A terapia anti-inflamatória, incluindo colchicina, apresenta potencial para redução de risco cardiovascular adicional, mas ainda necessita de mais estudos.[7,11,14]

A vacinação contra *influenza* também tem demonstrado relevância na redução do risco cardiovascular.[15]

O tratamento com medicamentos antianginosos, utilizado para reduzir a intensidade e a frequência dos episódios anginosos, pode incluir:[6,7,11]

- Betabloqueadores.
- Bloqueadores do canal de cálcio.
- Ivabradina.
- Nitratos.
- Trimetazidina.
- Ranolazina.
- Alopurinol.

A revascularização miocárdica para pacientes com doença coronária vem sendo estudada desde a década de 1970, com evidências que sugerem a superioridade da cirurgia em relação à terapia medicamentosa, principalmente em termos de redução da mortalidade em 10 anos. Esse benefício é mais evidente em pacientes com acometimento do tronco da coronária esquerda ou com doença triarterial. Com o início do uso da angioplastia com balão e o desenvolvimento de *stents* intracoronários, o tratamento percutâneo tornou-se uma excelente opção terapêutica.

No entanto, diversos estudos randomizados que compararam a estratégia de angioplastia com *stent* com o tratamento medicamentoso otimizado isolado não conseguiram demonstrar superioridade do tratamento percutâneo. A escolha do método de revascularização miocárdica deve ser preferencialmente decidida por um *Heart Team* e a revascularização cirúrgica é recomendada nos seguintes casos:

- Falha no tratamento medicamentoso.
- Lesões no tronco da coronária esquerda.
- Lesões na descendente anterior proximal.
- Lesões multiarteriais.
- Pacientes diabéticos.
- Lesões complexas ou em bifurcações.
- Disfunção ventricular importante.[6,7,11]

Em relação ao tratamento não farmacológico, a adesão às mudanças no estilo de vida é fundamental. Essas mudanças incluem:

- Cessação do tabagismo.
- Perda de peso programada.
- Dieta equilibrada.
- Prática regular de atividade física.
- Redução do consumo de álcool.

A manutenção de um estilo de vida fisicamente ativo tem demonstrado menor risco cardiovascular em participantes com doença coronária crônica, em comparação com aqueles sedentários. Além disso, a perda de peso intencional pode reduzir em até 26% o risco cardiovascular.[7]

CONCLUSÃO

Para pacientes com aterosclerose subclínica e angina estável, o foco do tratamento deve estar na melhoria do estilo de vida e no uso de medicações preventivas para redução de desfechos cardiovasculares. Isso inclui medicamentos para redução do LDL-colesterol e dos triglicerídeos, além de antiplaquetários, anticoagulantes e fármacos que atuam no mecanismo de inflamação. Medicamentos antianginosos devem ser iniciados para alívio dos sintomas de angina.

A revascularização percutânea é indicada para pacientes com sintomas anginosos persistentes, que apresentam prejuízo na qualidade de vida, mesmo com terapia médica otimizada, e que não são elegíveis para revascularização cirúrgica. O envolvimento ativo do paciente no tratamento é essencial para o manejo eficaz da doença. A busca por novos tratamentos é fundamental para ampliar o alcance do sucesso terapêutico a um maior número de indivíduos.

PONTOS-CHAVES

1. Ter ciência dos principais fatores de risco para doenças cardiovasculares.
2. Estimar o risco para doenças cardiovasculares dos pacientes para tratá-los de uma melhor forma.
3. Definir angina e calcular a probabilidade de uma dor torácica ser anginosa, visando o tratamento adequado do paciente e evitando exames desnecessários, invasivos ou potencialmente prejudiciais, além de reduzir custos ao sistema de saúde.
4. Identificar os tratamentos que mudam o prognóstico da doença aterosclerótica.
5. Estar atento às indicações de angioplastia e cirurgia de revascularização miocárdica para encaminhamento adequado a centros de referência.

Referências

1. Ministério da Saúde. Rev Soc Cardiol. Estado de São Paulo 2019;29(1):46-52.
2. Dawson LP, Lum M, Nerleker N, et al. Coronary Atherosclerotic Plaque Regression. *J Am Coll Cardiol.* 2022; 79:66-82.
3. Faludi AA, Izar MCO, Saraiva JFK, et al. Atualização da Diretriz Brasileira de Dislipidemias e Prevenção da Aterosclerose – 2017. *Arq Bras Cardiol.* 2017;109(2Supl.1):1-76.
4. Fleg JL, Stone GW, Fayad ZA, et al. Detection of High-Risk Plaque. *J Am Coll Cardiol Img.* 2012;5:941-55.
5. Cesar LA, Ferreira JF, Armaganijan D, et al. Diretriz de Doença Coronária Estável. *Arq Bras Cardiol.* 2014;103(2Supl.2):1-59.
6. Joshi PH, de Lemos JA. Diagnosis and Management of Stable Angina. *JAMA.* 2021;325(17): 1765-78.
7. Raal FJ, Kallend D, Ray KK, et al. Inclisiran for the Treatment of Heterozygous Familial Hypercholesterolemia. *N Engl J Med.* 2020;382:1520-30.
8. Bhatt DL, Steg PG, Miller M, et al; REDUCE-IT Investigators. Cardiovascular risk reduction with icosapent ethyl for hypertriglyceridemia. *N Engl J Med.* 2019;380(1):11-22.
9. Lopes RD, Heizer G, Aronson R, et al. Antithrombotic therapy after acute coronary syndrome or PCI in atrial fibrillation. *N Engl J Med.* 2019;380(16):1509-24.

10. Virani SS, Newby LK, Arnold SV, et al. 2023 AHA/ACC/ACCP/ASPC/NLA/PCNA guideline for the management of patients with chronic coronary disease: a report of the American Heart Association/American College of Cardiology Joint Committee on Clinical Practice Guidelines. *Circulation.* 2023;148.

11. Zelniker TA, Wiviott SD, Raz I, et al. SGLT2 inhibitors for primary and secondary prevention of cardiovascular and renal outcomes in type 2 diabetes: a systematic review and meta-analysis of cardiovascular outcome trials. *Lancet.* 2019;393(10166):31-9.

12. Kristensen SL, Rørth R, Jhund PS, et al. Cardiovascular, mortality, and kidney outcomes with GLP-1 receptor agonists in patients with type 2 diabetes: a systematic review and meta-analysis of cardiovascular outcome trials. *Lancet Diabetes Endocrinol.* 2019;7(10):776-85.

13. Nidorf SM, Fiolet ATL, Mosterd A, et al. LoDoCo2 Trial Investigators. Colchicine in patients with chronic coronary disease. *N Engl J Med.* 2020 383(19):1838-47.

14. Udell JA, Zawi R, Bhatt DL, et al. Association between influenza vaccination and cardiovascular outcomes in high-risk patients: a meta-analysis. *JAMA.* 2013;310(16):1711-20.

10

Doenças da Aorta

Felipe Machado

INTRODUÇÃO

O conhecimento sobre as doenças da aorta é fundamental tanto para o cardiologista quanto para o clínico geral, pois permite atuar na prevenção e no controle de sua evolução e de suas complicações potencialmente fatais, bem como encaminhar oportunamente o paciente ao especialista quando for necessária uma intervenção, seja em caráter de urgência ou eletivamente.

DESCRIÇÃO DO CAPÍTULO

A aorta é dividida em porções torácica e abdominal. A porção torácica subdivide-se em raiz, aorta ascendente, arco e descendente. Já a porção abdominal é subdivida em segmentos suprarrenal e infrarrenal, estendendo-se até sua divisão nas artérias ilíacas (Figura 10.1).

A parede da aorta, sob microscopia, é dividida em três camadas; íntima, média e adventícia.

Na maioria das vezes, a aorta não é passível de exame clínico direto e completo por meio dos componentes propedêuticos. Assim, os diagnósticos geralmente são realizados por exames complementares. É fundamental conhecer as principais doenças e os exames diagnósticos relacionados para a prática clínica.

As doenças abordadas neste capítulo incluem o aneurisma e a síndrome aórtica aguda, cujo principal componente é a dissecção da aorta.

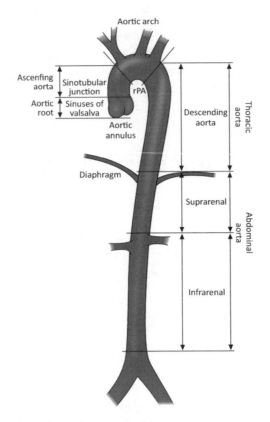

Figura 10.1. Aorta e seus segmentos.

Aneurismas

Aneurisma da aorta torácica (AAT)

Aneurismas são dilatações arteriais equivalentes a 1,5x o diâmetro esperado para a artéria, de acordo com a idade e o sexo. Habitualmente, na porção ascendente, considera-se dilatação a partir de 40 mm de diâmetro e aneurisma a partir de 45 mm.

A incidência é de 5 a 10 casos/100.000 pessoas/ano,[1] com a seguinte distribuição: 60% na raiz da aorta e/ou na porção ascendente (mais frequente), 35% na aorta torácica descendente e menos de 10% no arco aórtico.

As causas podem ser classificadas como: genéticas, degenerativas, inflamatórias e infecciosas.[2]

Doenças genéticas geralmente estão associadas a aneurismas da raiz, da porção ascendente ou do arco aórtico em pacientes mais jovens, enquanto aneurismas da aorta descendente estão mais frequentemente relacionados a causas degenerativas e a pacientes de maior idade.

Fatores de risco[1-4]

Ver Tabela 10.1.

Tabela 10.1. Fatores de risco do aneurisma de aorta

Torácico e/ou abdominal	Hipertensão (T) Tabagismo (A) Idade > 65 anos Hipercolesterolemia	Sexo masculino (A) História familiar Aterosclerose DPOC
T: maior impacto para os aneurismas torácicos A: maior impacto para os aneurismas abdominais		

Quando não é possível identificar algumas das causas ou fatores de risco descritos, o aneurisma é denominado esporádico ou degenerativo.

Patogênese

A degeneração e a fragmentação das fibras elásticas e das células musculares lisas, associadas ao depósito de colágeno e material "mucoide" (como se fossem "cistos"), resultam na chamada degeneração "cística" da média.

ATENÇÃO: Em séries de casos de aneurismas de aorta abdominal (AAA), observa-se a ocorrência de aneurismas de aorta torácica (AAT) em 20% a 27% dos pacientes, seja de seja forma sincrônica ou metacrônica.

Causas genéticas de AAT

Diversas alterações genéticas podem estar associadas à formação de AAT e manifestar-se por meio de fenótipos sindrômicos característicos, alterações subclínicas discretas ou até mesmo em indivíduos fenotipicamente normais. Exemplos incluem: síndrome de Marfan, síndrome de Loeys-Dietz, síndrome de Ehlers-Danlos, aneurisma de aorta torácica familiar, valva aórtica bicúspide e síndrome de Turner.

Causa degenerativa

De essência aterosclerótica, é mais frequente após a artéria subclávia esquerda. Os aneurismas podem ser saculares ou fusiforme e coexistir com AAA.

Causas inflamatórias e infecciosas

A aortite sifilítica ocorre na fase tardia da doença, geralmente após um período de latência de 10 a 25 anos. Outras causas bacterianas ou fúngicas são raras. Exemplos de causas inflamatórias incluem arterite de células gigantes, vasculites, aortites idiopáticas e doença relacionada à IgG4.

Manifestações clínicas

A maioria dos casos é assintomática, sendo diagnosticada em exames de rotina. Alguns pacientes apresentam insuficiência valvar aórtica, dor torácica, embolização distal ou compressão de estruturas adjacentes. Também podem se manifestar por complicações, como ruptura e dissecção.

Diagnóstico

- Radiografia de tórax: pode sugerir a presença de AAT em casos de dilatação significativa da aorta ascendente, do arco e/ou da descendente, por meio de sinais como mediastino alargado, botão aórtico proeminente ou desvio de traqueia.
- Ecodopplercardiograma transtorácico: permite a visualização de AAT envolvendo a raiz da aorta, a porção ascendente proximal, o arco e, eventualmente, a porção descendente proximal.
- Angiotomografia de aorta e ressonância magnética: permitem melhor visualização e caracterização dos diâmetros, dos ramos arteriais e do trajeto, além de auxiliar na definição da melhor estratégia de intervenção, quando necessário.

História natural e acompanhamento

Os AAT apresentam crescimento lento e gradual, sendo de aproximadamente 1 a 2 mm/ano na porção ascendente em torno de 2 mm/ano na porção descendente, com variações de acordo com características individuais.[2] As complicações mais graves tendem a ocorrer em diâmetros maiores, tornando o acompanhamento fundamental para definir o momento ideal de intervenção.

Os principais fatores de risco para complicações incluem: diâmetro máximo do aneurisma, crescimento rápido e histórico familiar de dissecção da aorta. Além disso, em pacientes com estatura fora da média (muito baixos ou muito altos), outras variáveis podem ser consideradas, como o diâmetro indexado pela altura, a área da secção transversal no maior diâmetro indexada pela altura, o diâmetro somado ao comprimento da aorta ascendente indexado pela altura e um painel genético positivo para alterações associadas a doenças da aorta.[2]

ATENÇÃO: O rastreamento de AAT NÃO é recomendado na população geral, mas deve ser considerado, sobretudo, em familiares de primeiro grau de pacientes com AAT e em portadores de síndromes genéticas associadas a risco aumentado.

Recomendações para reavaliação:

- AAT degenerativos:
  o Reavaliar anualmente para diâmetros entre 4,0 e 4,5 cm.
  o Reavaliar a cada 6 meses para diâmetros entre 4,5 e 5,4 cm.
- AAT geneticamente relacionados:
  o Reavaliar anualmente para diâmetros entre 3,5 e 4,4 cm.
  o Reavaliar a cada 6 meses para diâmetros entre 4,5 e 5,0 cm.

Tratamento

O tratamento adequado deve incluir o controle da hipertensão arterial, a cessação do tabagismo e o manejo da hipercolesterolemia. Em pacientes com síndrome de Marfan, o uso de betabloqueadores e bloqueadores dos receptores da angiotensina (BRA) é recomendado para reduzir a velocidade de crescimento do AAT.

É igualmente recomendável o uso de estatinas, betabloqueadores e BRA, independentemente da causa do AAT, bem como após a correção cirúrgica.[6,7]

Além disso, orienta-se evitar atividades físicas extenuantes ou que envolvam intensa isometria, como levantamento de peso, seja para fins de exercício físico ou laborais.

Cirurgia

As indicações de cirurgia estão listadas na Tabela 10.2.

- Aorta ascendente: o tratamento envolve a substituição da aorta ascendente por um enxerto tubular inorgânico de poliéster. Quando a raiz da aorta está acometida, pode-se substituir todo esse segmento por um enxerto tubular inorgânico com uma valva mecânica ou biológica conectada em uma das extremidades, além do reimplante dos óstios coronários (procedimento de Bentall-De Bono modificado). Quando possível, a valva aórtica é preservada e reimplantanda no enxerto tubular (procedimento de David).

Tabela 10.2. Indicações de cirurgia

			Com fator(es) de risco
Raiz, Ascendente e Arco	- Aneurisma esporádico sintomático	Independe do diâmetro	> 5,0 cm **
	-Assintomático - Valva Aórtica bicúspide	Diâmetro > 5,5 cm	
	- Familiar não sindrômico e sem gene de risco indentificado - Síndrome de Marfan	Diâmetro > 5,5 cm	> 4,5 cm*, **
	- Síndrome de Loeyz-Dietz	Desde > 4,0 cm até > 5,0 cm	Depende da variação genética presente ***
Descendente	Assintomático	Diâmetro > 5,5 cm	< 5,5 cm

- Arco aórtico: a cirurgia pode incluir a ressecção total do arco, com reimplante de seus ramos arteriais (tronco braquiocefálico, carótida comum esquerda e subclávia esquerda) ou parcial (hemiarco). Em casos específicos, é possível tratar a porção descendente concomitante com o implante de uma endoprótese em um procedimento conhecido como *frozen elephant trunk*. Para pacientes de alto risco, uma abordagem alternativa é a cirurgia derivativa dos ramos arteriais do arco para a aorta ascendente, seguida pelo reparo endovascular da aorta torácica.
- Aorta descendente: atualmente, o tratamento preferencial é o implante de uma endoprótese conhecido como *thoracic endovascular aortic repair* (TEVAR). No entanto, quando essa abordagem é inviável, pode-se optar pela técnica cirúrgica de interposição de um enxerto tubular inorgânico.

Aneurismas da aorta abdominal

Aos aneurismas da aorta abdominal (AAA) são os mais frequentes entre os aneurismas de aorta. Apresentam incidência cinco vezes maior em homens do que em mulheres, acometendo de 3% a 9% dos homens com mais de 50 anos.

---

*   Crescimento superior a 5 mm/ano ou 3 mm/ano em dois anos consecutivos, aneurisma de raiz e histórico familiar de dissecção da aorta.

**   Histórico familiar de dissecção em aorta com diâmetro < 5,0 cm ou familiar de primeiro grau com morte súbita antes dos 50 anos.

***   Nota: Consultar a diretriz americana de doenças da aorta de 2022.[2]

Fatores de risco mais importantes

Ver Tabela 10.1.

A patogênese do AAA envolve um processo inflamatório na parede da aorta, com degradação tecidual, especialmente de fibras elásticas e células musculares, o que favorece a dilatação do vaso.

Manifestações clínicas

A maioria dos AAA é assintomática, sendo encontrada em exames de rotina. Entretanto, pode manifestar-se por dor abdominal ou dorsal, embolização e ruptura, principalmente nos casos mais avançados. A palpação de pulso abdominal tem baixa sensibilidade nos casos com diâmetros menores que 5 cm.

Exames diagnósticos

Os principais exames são ultrassonografia abdominal, tomografia computadorizada e ressonância magnética. Para diagnóstico preciso e definição da estratégia de intervenção, o exame mais utilizado é a angiotomografia de aorta, embora a ressonância magnética também possa ser realizada.

Rastreio do AAA

A ultrassonografia (US) é utilizada como ferramenta de rastreio, cujas indicações são[2]:

- Homens acima de 65 anos com história de tabagismo.
- Homens acima de 65 anos, sem história de tabagismo, porém com outros fatores de risco (consultar Tabela 10.1).

Com menor "nível de evidência", também é razoável realizar o rastreio nas seguintes situações:

- Mulheres acima de 65 anos com história de tabagismo.
- Homens e mulheres abaixo de 65 anos com múltiplos fatores de risco ou história de AAA em familiar de primeiro grau.

Os AAA apresentam uma expansão em torno de 0,2 a 0,3 cm por ano.[2,5] Essa expansão deve ser acompanhada para definir o melhor momento de intervenção, uma vez que o risco anual de ruptura é de 10% a 20% para AAA com 6 a 7 cm de diâmetro, de 20% a 40% para AAA de 7 a 8 cm e de 30% a 50% para AAA acima de 8 cm.[5] A ruptura é uma emergência, causa dor abdominal ou dorsal aguda, hipotensão e choque e apresenta alta letalidade.

Sugestão de acompanhamento do AAA

- Diâmetro de 3 a 3,9 cm: realizar US a cada 3 anos.
- Diâmetro de 4,0 a 4,9 cm: realizar US anualmente.
- Diâmetro de 5,0 a 5,4 cm: realizar a cada 6 meses.

Tratamento

É importante atuar no controle adequado dos fatores de risco citados previamente.

Estatinas, principalmente na presença de doença aterosclerótica, podem reduzir o crescimento do AAA. O uso de betabloqueadores (como o propranolol) ou iECA não mostrou redução na velocidade do crescimento dos AAA; entretanto, o controle da hipertensão arterial reduz o risco de eventos cardiovasculares.

A cessação do tabagismo é recomendada, e o uso de antiagregantes na presença de aterosclerose e/ou úlcera penetrante de aorta também pode ser benéfico no AAA.

Intervenção

A intervenção deve ser considerada a partir de 5,5 cm de diâmetro, podendo ser considerada a partir de 5,0 cm nas mulheres ou quando o crescimento for superior a 1 cm/ano.[2]

O reparo endovascular da aorta (REVA) ou EVAR (*endovascular aortic repair*) tem sido preferido à cirurgia "aberta", pois apresenta maiores benefícios, principalmente no curto e médio prazo. Entretanto, nos casos em que o REVA não é factível, a cirurgia "aberta" continua sendo o tratamento padrão.

Nos casos de AAA rotos, o REVA também se mostrou adequado e até preferível quando viável.

Dissecção da aorta/Síndromes aórticas agudas

As síndromes aórticas agudas (SAA) são situações nas quais ocorre acometimento agudo da parede da aorta, com risco de ruptura e consequente alta mortalidade. Elas envolvem a dissecção da aorta (DA), hematoma intramural e úlcera penetrante de aorta. Em 80% a 90% das SAA, há DA, onde ocorre uma ruptura da íntima, formando um plano de dissecção através do qual o sangue flui também na falsa luz, podendo se estender distalmente ou proximalmente (retrógrada).

Estima-se que a frequência de DA seja de 2 a 6 casos/100.000 pessoas/ano. No entanto, essa estimativa é difícil de determinar, pois muitos pacientes morrem antes de chegarem ao hospital.[3]

Classificação

Existem diversas classificações. No entanto, para o não especialista, as classificações de Stanford e DeBakey têm significativo poder discriminatório e estão explicadas na Figura 10.2.

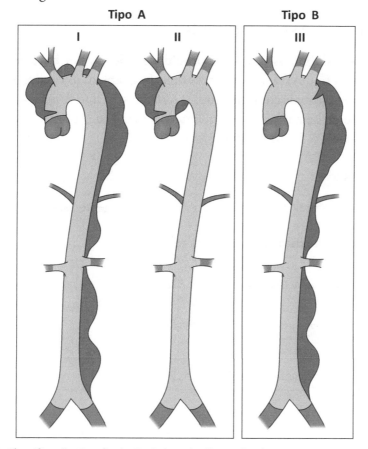

Figura 10.2. Classificação Stanford e DeBakey de dissecção da aorta.

Stanford A: há acometimento da aorta ascendente.

Stanford B: não há acometimento da aorta ascendente.

DeBakey I: a dissecção é originada na aorta ascendente e se estende até a aorta descendente.

DeBakey II: a dissecção é originada na aorta ascendente e permanece apenas nesse segmento.

DeBakey III: a dissecção é originada na aorta descendente e se estende distalmente.

De acordo com o tempo, as dissecções são classificadas como:

- Hiperaguda: < 24 h.
- Aguda: 1 a 14 dias.
- Subaguda: 15 a 90 dias.
- Crônica: > 90 dias.

Características da dissecção de aorta

Acomete mais homens (2:1). A mortalidade é de 1% por hora nas primeiras 24 horas nas DA tipo A. O tipo A ocorre mais frequentemente entre 50 e 60 anos, enquanto o tipo B é mais comum entre 60 e 70 anos. O tipo A representa 65% dos casos, 30% situam-se na aorta descendente, em menos de 10% a lesão intimal está no arco aórtico e 1% na aorta abdominal.

Fatores de risco

Os principais fatores de risco da DA[3] estão sumariamente listados na Tabela 10.3.

Tabela 10.3. Fatores de risco da dissecção de aorta

Hipertesão
- Doenças genéticas relacionadas à doenças da aorta torácica (ex.: Marfan, Loys-Dietz, etc)
- Valva aórtica bicúspide
- Aterosclerose e úlcera penetrante de aorta
- Trauma aórtico contuso ou induzido por procedimentos intravasculares
- Cocaína
- Arterites inflamatórias e infecciosas
- Gestação
- Intensa isometria em portadores de aortopatia

Como vimos previamente, a presença de AAT também é um fator de risco para DA. No entanto, segundo o registro IRAD (*International Registry of Aortic Dissection*), 40% das DA ocorrem em diâmetros menores que 50 mm, de modo que os mecanismos pelos quais as pessoas são suscetíveis à DA ainda não são totalmente compreendidos.

Manifestações clínicas

Dor torácica intensa e súbita, anterior ou posterior, é a manifestação mais frequente. O caráter migratório ocorre em aproximadamente 17% dos casos e geralmente reflete topograficamente a progressão da DA.

A DA também pode manifestar-se através de suas complicações, como isquemia do sistema nervoso central, síncope, insuficiência cardíaca, insuficiência coronariana, insuficiência aórtica, tamponamento cardíaco, paraparesia ou paraplegia, hemotórax, isquemia visceral, isquemia de membros, entre outros.

A hipertensão arterial está presente em 70% dos pacientes na admissão. Diferença de pulsos e de pressão arterial entre os membros, insuficiência aórtica e evento neurológico são mais frequentes no tipo A.

Em um paciente com dor torácica na sala de emergência, no qual se considera a síndrome aórtica aguda como diagnóstico diferencial, podemos aplicar o escore AORTA[8] (Tabela 10.4) como ferramenta de probabilidade pré-teste.

Tabela 10.4. Escore simplificado – AORTA

Aspecto clínico	Pontuação
Hipotensão/choque	2
Aneurisma	1
Déficit de pulso	1
Déficit neurológico	1
Dor intensa	1
Dor de início abrupto	1
0 a 1 pontos - baixa probabilidade. $\geq$ 2 pontos - alta probabilidade.	

Exames complementares

Os exames laboratoriais são inespecíficos e não há nenhuma recomendação para o diagnóstico de DA.

- Radiografia de tórax: é uma ferramenta rápida e de fácil acesso. O alargamento do mediastino, o derrame pleural e a congestão pulmonar são achados frequentes. No entanto, a radiografia de tórax pode ser normal em 29% das dissecções tipo A e 36% das tipo B.
- Eletrocardiograma: também é inespecífico, mas até 10% dos pacientes apresentam alterações sugestivas de isquemia.
- Ecodopplercardiograma: de fácil acesso, cada vez mais utilizado por não ecocardiografistas, depende da experiência do examinador, mas pode direcionar rapidamente o tratamento na presença de derrame pericárdico, imagem sugestiva de dissecção na aorta ascendente e/ou insuficiência aórtica. No entanto, é limitado e não traz maiores informações anatômicas.
- Angiotomografia de aorta e angioressonância: considerados o padrão-ouro, a escolha entre um e outro depende da disponibilidade e da rotina do

serviço. Entretanto, a tomografia é mais frequentemente utilizada devido à qualidade das imagens, disponibilidade e rapidez do exame. Ela consegue diferenciar entre tipo A ou B, identificar o ponto de entrada e reentrada (quando presentes), isquemias viscerais, lesões aórticas concomitantes, a extensão do acometimento e as complicações.

Tratamento

Assim que houver suspeita ou diagnóstico de DA, o tratamento clínico deve ser iniciado com o controle da dor, por meio de analgesia potente, e também com o controle da pressão arterial e da frequência cardíaca. Derivados opioides, beta-bloqueadores e vasodilatadores parenterais poderão ser utilizados na fase aguda, com metas de frequência cardíaca de 60 bpm e pressão arterial sistólica inferior a 120 mmHg.

- DA tipo A: cirurgia precoce. A mortalidade do tratamento cirúrgico é variável, mas estudos recentes indicam 18% de mortalidade *versus* 56% nos pacientes tratados clinicamente.
- DA tipo B: tratamento clínico. Pacientes com DA tipo B não complicada apresentam mortalidade intra-hospitalar de 1% a 10%. Nos pacientes com DA tipo B complicada, demonstrou-se benefício com a redução da mortalidade através do tratamento endovascular (*TEVAR*), comparado ao tratamento cirúrgico, de 14,3% para 7,9%. As principais indicações de intervenção nestes pacientes são: isquemia visceral ou de membro, ruptura ou iminência de ruptura, hemotórax, rápida expansão do diâmetro da aorta, dor de difícil controle e extensão retrógada para a aorta ascendente. Atualmente, estuda-se se a intervenção *TEVAR* deve ser realizada em pacientes com DA tipo B não complicada, entretanto, ainda não se demonstrou benefício na mortalidade, tanto no curto quanto no longo prazo. No entanto, outros benefícios quanto à evolução da doença da aorta têm sido demonstrados.
- DA de arco aórtico: conduta individualizada. O reparo cirúrgico de urgência geralmente é realizado quando há acometimento retrógrado da aorta ascendente. Caso contrário, inicia-se o tratamento clínico e, posteriormente, faz-se a análise da melhor estratégia, considerando os riscos do paciente.

Acompanhamento

É fundamental o acompanhamento clínico desses pacientes, com foco no controle rigoroso dos fatores de risco, especialmente da pressão arterial e da frequência cardíaca, além da realização de exames de imagem periódicos.

Hematoma intramural e úlcera penetrante de aorta

Essas condições são incluídas nas síndromes aórticas agudas porque se manifestam de forma semelhante. Podem evoluir para dissecção de aorta e apresentar complicações similares, embora geralmente com menor frequência. O controle clínico rigoroso dos fatores de risco, associado à avaliação por um especialista, é essencial para uma evolução favorável.

CONCLUSÃO

As doenças da aorta estão presentes na prática clínica do cardiologista e do clínico geral. Os fatores de risco são muito semelhantes aos das doenças cardiovasculares e requerem tratamento adequado. As indicações de cirurgia estão bem estabelecidas por diretrizes atualizadas e devem ser avaliadas pelo especialista, para a melhor intervenção no melhor momento, a fim de evitar futuras complicações potencialmente fatais.

PONTOS-CHAVE

1. Conhecimento das definições de aneurismas.
2. Domínio dos fatores de risco modificáveis para controle e tratamento.
3. Diâmetros indicativos de cirurgia nos AAT e AAA.
4. Dissecção da aorta: tratamento clínico intensivo, avaliação do especialista para provável cirurgia de urgência/emergência como principal intervenção modificadora de sobrevida.

REFERÊNCIAS

1. Hiratzka LF, Bakris GL, Beckman JA, et al. 2010 ACCF/AHA/AATS/ACR/ASA/SCA/SCAI/SIR/STS/SVM guidelines for the diagnosis and management of patients with thoracic aortic disease: a report of the American College of Cardiology Foundation/ American Heart Association Task Force on Practice Guidelines, American Association for Thoracic Surgery, American College of Radiology, American Stroke Association, Society of Cardiovascular Anesthesiologists, Society for Cardiovascular Angiography and Interventions, Society of Interventional Radiology, Society of Thoracic Surgeons, and Society for Vascular Medicine. *Circulation.* 2010;121:e266-e369.
2. Isselbacher EM, Preventza O, Black III JM, et al. 2022 ACC/AHA Guideline for the Diagnosis and Management of Aortic Disease: A Report of the American Heart Association/ American College of Cardiology Joint Comittee on Clinical Practice Guidelines. *Circulation.* 2022;146:e334-e482.
3. Braverman AC, Schermerhorn M. Diseases of the Aorta. In: Zipes DP, Libby P, Bonow RO, Mann DL, Tomaselli GF, Braunwald E. Braunwald's Heart Disease. A Textbook of Cardiovascular Medicine. 11th ed. Saunders; 2019.

4. Erbel R, Aboyans V, Boileau C, et al. 2014 ESC Guidelines on the diagnosis and treatment of aortic diseases: Document covering acute and chronic aortic diseases of the thoracic and abdominal aorta of the adult. The Task Force for the Diagnosis and Treatment of Aortic Diseases of the European Society of Cardiology. *Eur Heart J.* 2014;35(41):2873-926.

5. Presti C, Miranda Jr F, von Ristow A, et al. Aneurismas da Aorta Abdominal: Diagnóstico e Tratamento. Projeto Diretrizes. SBACV (Sociedade Brasileira de Angiologia e Cirurgia Vascular). 2015. Disponível em: https://sbacv.org.br/storage/2018/02/aneurismas-da-aorta-abdominal.pdf

6. Whelton PK, Carey RM, Aronow WS, et al. 2017 ACC/AHA/AAPA/ABC/ACPM/AGS/APhA/ASH/ASPC/NMA/PCNA guideline for the prevention, detection, evaluation, and management of high blood pressure in adults: a report of the American College of Cardiology/ American Heart Association Task Force on Clinical Practice Guidelines. *Hypertension.* 2018;71:1269-324.

7. Grundy SM, Stone NJ, Bailey AL, et al. 2018 AHA/ACC/AACVPR/AAPA/ABC/ACPM/ADA/AGS/APhA/ASPC/NLA/PCNA guideline on the management of blood cholesterol: a report of the American College of Cardiology/American Heart Association Task Force on Clinical Practice Guidelines. *Circulation.* 2019;139:e1082-e1143.

8. Morello F, Bima P, Pivetta E, et al. Development and validation of a simplified probability assessment score integrated with age-adjusted d-Dimer for diagnosis of acute aortic syndromes. *J Am Heart Assoc.* 2021;10:e018425.

11

Cirurgia Cardíaca

Valquíria Pelisser Campagnucci

INTRODUÇÃO

A cirurgia cardíaca a céu aberto pode ser considerada um dos mais importantes avanços médicos do século XX.

Há aproximadamente setenta anos, com o desenvolvimento da máquina de circulação extracorpórea (CEC) por John Gibbon,[1] a abordagem do coração estabeleceu-se de forma sistemática, possibilitando a correção cirúrgica de doenças cardíacas adquiridas ou congênitas, além das doenças da aorta torácica.

O tratamento dos distúrbios de ritmo e da sincronização cardíaca, por meio do implante de dispositivos eletrônicos, soma-se ao escopo de atuação do cirurgião cardíaco.

Mesmo em faixas etárias com maior possibilidade de complicações, como neonatos e octogenários, a estratégia cirúrgica de tratamento pode ser ofertada com segurança.

Avanços em técnicas de reparo valvar, abordagens híbridas combinando cirurgia com procedimentos percutâneos, procedimentos com incisões menores, uso de sistemas robóticos e sofisticação nos dispositivos implantáveis ampliam as possibilidades de tratamento intervencionista das doenças cardiovasculares. Contudo, os aspectos clínicos continuam sendo fundamentais para o êxito do tratamento cirúrgico, não devendo, de forma alguma, serem negligenciados, pelo risco de impacto negativo nos desfechos operatórios.

CONTROLE GLICÊMICO

O controle glicêmico no pré-operatório de cirurgias cardíacas é mandatório.[2,3] Nos procedimentos eletivos, nem sempre o ajuste de hipoglicemiantes orais resulta em controle adequado da glicemia, sendo indicada, nesses casos, a insulinização.

Idealmente, o nível de hemoglobina glicada (HbA1c) deve estar abaixo de 7%, sendo considerado ótimo em torno de 6,5%, de forma a assegurar melhores resultados pós-operatórios.

Frequentemente, pacientes com indicação cirúrgica a partir de situações de urgência apresentam quadro de hiperglicemia diagnosticado no ambiente hospitalar. Nessas circunstâncias, os níveis de HbA1c comumente encontram-se fora da meta, e não é possível alcançá-la em curto prazo. Em função do caráter de urgência na indicação cirúrgica, deve-se buscar minimamente o controle da glicemia por meio da insulinização, com avaliação e readequação diárias das doses até que se obtenham glicemias capilares menores que 180 mg/dL.

O mesmo raciocínio se aplica aos pacientes sabidamente diabéticos, mas com controle glicêmico inadequado e com indicação de cirurgia de urgência, ou seja, insulinização ou ajustes de doses naqueles previamente insulinizados. Obviamente, devem ser excluídos os fatores que possam contribuir para o descontrole glicêmico, notadamente infecções associadas.

INSUFICIÊNCIA RENAL DIALÍTICA

Não é incomum que pacientes portadores de insuficiência renal apresentem agravos cardiovasculares com indicação de tratamento cirúrgico, sejam eles revascularização do miocárdio, trocas valvares, cirurgias de aorta ou até mesmo a remoção de cateteres relacionados a endocardite infecciosa, quer bacteriana, quer fúngica.

Pacientes renais crônicos representam uma população de maior gravidade, sendo frequente a presença de anemia crônica, risco de coagulopatia, alterações iônicas, do equilíbrio hidreletrolítico e ácido-básico.[4]

Idealmente, no paciente dialítico que será submetido à cirurgia cardíaca, a última sessão de diálise programada deverá ser realizada na noite que antecede o procedimento ou o mais próximo possível do horário previsto para a cirurgia. Além disso, na chegada do paciente à Unidade de Terapia Intensiva, no pós-operatório imediato, deve-se realizar uma avaliação com a finalidade de instituição de terapia dialítica precoce, especialmente com relação aos distúrbios do potássio, íon presente em altas concentrações nas soluções cardioplégicas utilizadas nas cirurgias com CEC.

Durante a CEC, é possível realizar ultrafiltração para remoção de volume hídrico, mas não é possível a correção de eventual hiperpotassemia, frequentemente refratária a medidas clínicas, especialmente nos pacientes anúricos.

Quanto à anemia crônica presente nesses pacientes, não há indicação de transfusão no pré-operatório, uma vez que, na composição do *prime* da CEC, serão adicionados concentrados de hemácias para obtenção do hematócrito ideal ao procedimento.

DOENÇAS PULMONARES/CESSAÇÃO DO TABAGISMO

Alterações respiratórias são esperadas no pós-operatório de cirurgia cardíaca, atribuídas a fatores anestésicos, incisão torácica e, principalmente, à circulação extracorpórea.

A resposta inflamatória desencadeada pela CEC resulta em lesão endotelial, aumento da permeabilidade vascular e, consequente, comprometimento da função respiratória, com grau de manifestação clínica variável. De forma rotineira, os pacientes seguem do Centro Cirúrgico para UTI, sob assistência ventilatória mecânica, para posterior extubação.

A retirada do suporte ventilatório invasivo com 2 a 6 horas de pós-operatório é segura e admissível, desde que sejam respeitados os parâmetros de recuperação anestésica, estabilidade hemodinâmica, troca gasosa adequada, normalização da temperatura e ausência de sangramento sugestivo de necessidade de intervenção cirúrgica.[2]

Alterações pulmonares preexistentes podem comprometer e retardar a retirada do tubo endotraqueal. O reconhecimento dessas alterações, bem como a determinação da gravidade e a identificação de componentes reversíveis como, por exemplo, broncoespasmo, podem mitigar os impactos desses agravos na função respiratória.

A fisioterapia no pré-operatório desempenha papel importante e deve ser sempre lembrada como uma ferramenta útil, além da intervenção farmacológica, no preparo dos pacientes para a cirurgia. Especialmente naqueles em que, pela gravidade, a cirurgia está indicada na mesma internação em que foi feito o diagnóstico cirúrgico, a fisioterapia respiratória e motora funciona como adjuvante no preparo pré-operatório, sempre que a condição clínica permitir.

Quanto ao tabagismo, a cessação é mandatória para todos os pacientes e deve ser intensamente estimulada a partir do momento em que a cirurgia for indicada – idealmente, oito semanas antes da cirurgia ou, minimamente trinta dias, no caso de pacientes eletivos.[2-4]

DOENÇA TIREOIDIANA

Testes para avaliação funcional da tireoide não fazem parte da rotina de exames laboratoriais pré-operatórios. No caso de suspeita clínica, alteração tireoidiana previamente diagnosticada ou uso crônico de amiodarona, recomenda-se avaliação laboratorial para eventual ajuste medicamentoso.[3,4]

O estresse anestésico-cirúrgico pode exacerbar do hipertireoidismo, sendo essa uma condição possível, embora menos frequentemente observada. O hipotireoidismo pode ocorrer no pós-operatório em função da CEC; entretanto, é mais comumente associado à falha na reconciliação medicamentosa em pacientes em uso crônico de hormônios tiroidianos.

DOENÇAS DO SISTEMA NERVOSO CENTRAL

O reconhecimento de enfermidades neurológicas preexistentes e a identificação de medicamentos psicoativos utilizados são importantes devido à incidência de acidente vascular cerebral pós-circulação extracorpórea, que varia entre 1% a 5%, e de distúrbios neuropsicológicos, de 39% a 50%,[3,4] com destaque para o *delirium* no pós-operatório.

Pacientes idosos e aqueles com prejuízo prévio de cognição são os que mais frequentemente evoluem com *delirium*.[5] A antecipação da possibilidade de ocorrência, principalmente junto aos familiares, desempenha um papel importante no tratamento de suporte, uma vez que medidas ambientais, como a presença de um familiar junto ao paciente, podem abrandar e abreviar a evolução dos quadros de *delirium*.

DOENÇA HEPÁTICA

A doença hepática associada constitui um grave fator de risco para coagulopatias, e seu diagnóstico requer atenção aos antecedentes pessoais e hábitos, exame físico minucioso e avaliação laboratorial.

Disfunção hepática intrínseca prévia pode resultar em quadros graves de insuficiência hepática no pós-operatório, associados a elevada morbimortalidade. Pacientes com comprometimento hepático avançado não estão aptos para cirurgia cardíaca.[3,4]

Assim como o tabagismo, o etilismo deve ser interrompido pelo menos quatro semanas antes de cirurgias eletivas. Pacientes etilistas frequentemente evoluem com crises de abstinência e acentuada agitação psicomotora no pós-operatório.

CUIDADOS NUTRICIONAIS

Nas cirurgias eletivas, grande parte dos pacientes apresenta boas reservas nutricionais e permanece em jejum por poucas horas no pré-operatório. A internação hospitalar no dia da cirurgia reduz o período de jejum. Discute-se a ingesta de solução rica em carboidratos duas horas antes da cirurgia, com potencial benefício na redução da resistência insulínica e na diminuição dos níveis de glicose no período perioperatório.[2]

Não há um Índice de Massa Corpórea (IMC) mínimo que limite a indicação de tratamento cirúrgico, mas sim a avaliação do estado nutricional como um todo. Em pacientes cronicamente desnutridos, a nutrição suplementar intensiva por 5 a 7 dias antes da cirurgia pode alterar os desfechos em casos com albumina pré-operatória inferior a 3,0 g/dL.[2,6] Essa medida favorece uma melhor resposta imunológica e reduz o risco de infecção de sítio operatório (ISO).[6] Merecem maior atenção os pacientes com internação prolongada, sujeitos às dietas hospitalares, períodos subsequentes de jejum para realização de exames, inapetência e mobilidade reduzida em função da condição clínica. Nesses casos, o risco nutricional torna-se premente e requer acompanhamento nutricional especializado, nem sempre disponível. Minimamente, deve-se oferecer suplemento nutricional proteico diário a esses pacientes.

OBESIDADE

Diversos estudos apresentam dados divergentes sobre a relação entre obesidade e mortalidade pós-operatória.[7] Contudo, sabe-se que o tecido adiposo contribui para a produção de moléculas pró-inflamatórias, envolvidas no estado de inflamação crônica observado em indivíduos obesos.

A obesidade e a síndrome metabólica aumentam os riscos de complicações, especialmente as infecciosas. A mediastinite, infecção de sítio cirúrgico em cirurgias cardíacas, é uma das complicações operatórias mais graves, associada a elevados índices de morbimortalidade.

O comprometimento da mecânica ventilatória, que pode retardar a extubação, e a dificuldade de mobilização precoce, com consequentes lesões por pressão, são riscos agravados em pacientes obesos. Sempre que possível, deve-se buscar a redução do IMC antes do tratamento cirúrgico eletivo.

INFECÇÃO

É imprescindível que infecções sejam rastreadas e tratadas antes da cirurgia. Infecções respiratórias superiores aumentam o risco de complicações pulmonares. Focos infecciosos à distância, por disseminação hematogênica, podem elevar o risco de infecção na ferida operatória e em materiais protéticos, como próteses valvares, enxertos, eletrodos.[3] Para reduzir o risco de infecções por *Staphylococcus aureus* resistente à meticilina (MRSA), a profilaxia com mupirocina nasal é universalmente recomendada para pacientes internados.

Além disso, em pacientes internados, cabe o alerta quanto aos acessos venosos, que podem tornar-se portas de entrada para infecções nosocomiais. Muitas vezes, é possível prescindir do uso de acessos venosos por meio da adequação e ajustes de fármacos administrados por via oral. Quando o uso do acesso venoso não for possível, a vigilância criteriosa do sítio de inserção é essencial, com troca imediata em caso de suspeita de infecção.

Protocolarmente, todos os pacientes com previsão de implante de materiais protéticos, como válvulas ou enxertos, devem ser avaliados quanto à presença de focos odontogênicos. Uma vez identificados, esses focos devem ser tratados antes da cirurgia.[3]

PACIENTES EM USO DE IMUNOSSUPRESSORES

O temor de um maior risco de infecção de ferida operatória em pacientes em uso de imunossupressores é frequente e intrinsicamente fundamentado. Entretanto, pela falta de evidências robustas quanto à acentuação de risco de infecção de sítio cirúrgico (ISC) nesses pacientes, sugere-se não descontinuar a medicação imunossupressora antes da cirurgia.

A interrupção perioperatória do metotrexato pode ser prejudicial ou não ter efeito sobre o risco de ISC, quando comparada à sua continuação, assim como ocorre com os inibidores do fator de necrose tumoral. Da mesma forma, nenhuma evidência relevante foi encontrada sobre a descontinuação perioperatória de corticosteroide em terapias de longo prazo. O risco de eventos adversos graves associados à descontinuação é alto em pacientes em terapia imunossupressora.

A decisão de descontinuar a medicação imunossupressora pode ser tomada individualmente, envolvendo o médico prescritor, o paciente e o cirurgião.[8,9]

ENDOCARDITE INFECCIOSA – *ENDOCARDITIS TEAM*

A endocardite infecciosa (EI) pode resultar em complicações sistêmicas, com desenvolvimento de disfunção de múltiplos órgãos e sepse, estando associada a uma alta mortalidade.

O estabelecimento do conceito de *Heart Team* resultou na melhoria da qualidade do tratamento de doenças cardiovasculares. A atuação de uma equipe multidisciplinar, que pode auxiliar no diagnóstico, na tomada de decisão e no tratamento de pacientes com EI, deu origem ao conceito do chamado *Endocarditis Team*.[10]

Uma abordagem multidisciplinar pode reduzir substancialmente a morbimortalidade ainda inaceitavelmente alta em pacientes com EI. Apesar da gravidade da doença, os pacientes são frequentemente encaminhados tardiamente para centros especializados, geralmente após o desenvolvimento de complicações significativas. Atrasos nos encaminhamentos impedem o tratamento cirúrgico no momento ideal.

A EI é uma doença complexa, na qual vários fatores, como distúrbios cardíacos subjacentes e comorbidades preexistentes, a extensão cardíaca da infecção, a disseminação sistêmica com envolvimento de múltiplos órgãos, o tipo de microrganismos causal e a presença ou ausência de sepse, desempenham um papel importante no tratamento de cada paciente.

A detecção precoce da doença e o manejo antes do desenvolvimento de complicações, como insuficiência cardíaca, abscessos perianulares e/ou eventos embólicos, são de extrema importância.

Mesmo em centros experientes de alto volume, um único profissional médico pode não ser capaz de oferecer uma abordagem completa para tais pacientes. A especialização em diferentes áreas é necessária para um tratamento abrangente. Os cardiologistas, como para a maioria das doenças cardíacas, coordenam a abordagem inicial da EI. Os infectologistas ajudam a implementar a antibioticoterapia adequada, com base em culturas e comorbidades do paciente. Além disso, podem prescrever a terapia empírica mais adequada na ausência de hemocultura ou culturas negativas. Múltiplas técnicas de imagem, incluindo ecocardiografia, ressonância magnética e tomografia computadorizada, são essenciais no diagnóstico, na tomada de decisão e no acompanhamento de pacientes com EI. Mesmo em pacientes tratados de forma conservadora, às vezes são necessárias investigações por imagens seriadas para avaliar o progresso da doença e a resposta à terapia antibiótica.

O primeiro e principal papel dos cirurgiões cardíacos está no processo de tomada de decisão com relação à indicação e, mais importante, ao momento da cirurgia. Em pacientes com complicações cerebrais, como AVC embólico, hemorragia intracerebral e/ou abscessos cerebrais, a opinião de um neurologista ou neurocirurgião também agrega grande valor ao processo de tomada de decisão. Além disso, cirurgiões gerais e vasculares, além de intervencionistas, são necessários para lidar com outras complicações embólicas da EI, como abscessos esplênicos e oclusões arteriais por embolia. A inclusão de todos os profissionais das especialidades médicas acima mencionadas é fundamental para estabelecer um *Endocarditis Team* bem-sucedido.

PONTOS-CHAVE

1. É mandatório o controle glicêmico no pré-operatório de cirurgia cardíaca.
2. No paciente dialítico, a última sessão de diálise programada, deverá ser realizada o mais próximo possível do horário previsto para cirurgia. E, no pós-operatório imediato, deve-se instituir terapia dialítica precoce.

126 Parte 1 | Cardiologia no Contexto da Clínica Médica

3. A identificação de componentes reversíveis de alterações pulmonares pode mitigar os impactos destes agravos na função respiratória no pós-operatório.

4. A antecipação da possibilidade de ocorrência de *delirium* desempenha papel importante no tratamento de suporte uma vez que medidas ambientais abrandam e abreviam a evolução.

5. Não há um Índice de Massa Corpórea (IMC) mínimo que limite indicação de tratamento cirúrgico, mas sim o estado nutricional como um todo.

6. Uma abordagem multidisciplinar pode reduzir substancialmente a morbimortalidade ainda inaceitavelmente alta em pacientes com endocardite infecciosa.

Referências

1. Braile DM, Godoy MF. História da cirurgia cardíaca no mundo. *Braz J Cardiovasc Surg.* 2012;27(1):125-36.

2. Engelman DT, Ben Ali W, Williams JB, et al. Guidelines for Perioperative Care in Cardiac Surgery: Enhanced Recovery After Surgery Society Recommendations. *JAMA Surg.* 2019;154(8):755-66. doi: 10.1001/jamasurg.2019.1153.

3. Bojar RM. General Preoperative Considerations and Preparation of Patient for Surgery. In: Bojar RM. Manual of perioperative care in adult cardiac surgery. 6. ed. Hoboken, NJ: Wiley-Blackwell; 2020. p. 175-216.

4. Auler Jr. JOC, Piccioni MA. Avaliação Pré-anestésica para Cirurgia Cardíaca. In: Ramires JAF, Oliveira SA (Eds.) *Cuidados pré e pós-cirurgia cardíaca*. São Paulo: Roca; 2004; p. 1-19.

5. Chen H, Mo L, Hu H, Ou Y, Luo J. Risk factors of postoperative delirium after cardiac surgery: a meta-analysis. *J Cardiothorac Surg.* 2021;16(1):1-11.

6. Aguilar-Nascimento JE, Salomão AB, Waitzberg DL, et al. Diretriz ACERTO de intervenções nutricionais no perioperatório em cirurgia geral eletiva. *Rev Col Bras Cir.* 2017;44(6):633-48.

7. Barretta JC, Rossoni C, Dallacosta FM. Obesidade como fator de risco para mortalidade pós cirurgia cardíaca. *RBONE* 2022;16(102):444-50. Disponível em: http://www.rbone.com.br/index.php/rbone/article/view/2037.

8. World Health Organization et al. Global guidelines for the prevention of surgical site infection. World Health Organization; 2016.

9. Berríos-Torres SI, Umscheid CA, Bratzler DW, et al. Healthcare Infection Control Practices Advisory Committee. Centers for Disease Control and Prevention Guideline for the Prevention of Surgical Site Infection, 2017. *JAMA Surg.* 2017 Aug 1;152(8):784-91. doi: 10.1001/jamasurg.2017.0904. Erratum in: *JAMA Surg.* 2017 Aug 1;152(8):803. PMID: 28467526.

10. Davierwala PM, Marin-Cuartas M, Misfeld M, Borger MA. The value of an "Endocarditis Team". *Ann Cardiothorac Surg.* 2019 Nov;8(6):621-9. doi: 10.21037/acs.2019.09.03. PMID: 31832352; PMCID: PMC6892719.

11. Elad B, Perl L, Hamdan A, et al. The clinical value of the endocarditis team: insights from before and after guidelines implementation strategy. *Infection.* 2022 Feb;50(1):57-64. doi: 10.1007/s15010-021-01636-3. Epub 2021 Jun 5. PMID: 34089484.

PARTE 2

CLÍNICA MÉDICA NO CONTEXTO DA CARDIOLOGIA

12

Metabologia: Síndrome Metabólica e Obesidade

José Francisco Kerr Saraiva
Elaine dos Reis Coutinho

INTRODUÇÃO

A síndrome metabólica (SM) é um conjunto de alterações metabólicas que inclui obesidade, hipertensão, resistência à insulina e metabolismo desordenado de carboidratos e lipídios. Este conjunto de fatores de risco contribui para o aumento do risco de doenças cardiovasculares, diabetes *mellitus* tipo 2 (DM2), além de uma maior chance de morte prematura, sendo considerado um problema social e de saúde significativo no Brasil,[1] onde a prevalência de SM é de 38,4% na população adulta, sendo mais prevalente em mulheres, indivíduos com baixa escolaridade e idosos.[2]

A alta prevalência do diagnóstico de SM está relacionada ao aumento das taxas de obesidade e DM2 verificadas nos últimos anos. Esta última, considerada tanto causa quanto consequência da SM, ocupa o quarto lugar no *ranking* mundial de populações com a doença, com 16,8 milhões de adultos vivendo com DM no Brasil em 2019, o que corresponde a uma prevalência de 8,3% na população brasileira.[3] Além disso, a obesidade, considerada papel-chave no desenvolvimento de SM, vem atingindo proporções epidêmicas no planeta e afeta cerca de 50% das pessoas em todo o mundo. Principal fator de risco associado ao desenvolvimento de DM2, a obesidade é, hoje, o maior problema de saúde pública do Brasil. Segundo dados do

Vigitel de 2023, há uma prevalência de obesidade acima de 50% tanto em homens quanto em mulheres.[4]

Considerando as consequências relacionadas a essas comorbidades, o somatório das condições resistência à insulina, obesidade central, dislipidemia, hipertensão, estado pró-trombótico e pró-inflamatório, os indivíduos portadores de SM têm um risco três vezes maior de doença coronariana e acidente vascular cerebral e um risco duas vezes maior de mortalidade por doenças cardio e cerebrovasculares em comparação com pessoas sem SM.[5,6]

A definição de SM difere entre as principais sociedades médicas. No entanto, tem em comum a inclusão de aumento da circunferência abdominal (correspondente ao aumento da gordura visceral), intolerância à glicose/DM2 e hipertensão arterial sistêmica (HAS).

A National Cholesterol Education Program's Adul Treatmen Panel III (NCEP-ATP III)[7] coloca como necessária a presença de três entre os cinco fatores para estabelecer o diagnóstico de SM: obesidade abdominal (circunferência abdominal > 88 cm em mulheres e > 102 cm em homens), hipertrigliceridemia ($\geq$ 150 mg/dL), baixo HDL-C (< 50 mg/dL em mulheres e < 40 mg/dL em homens), PA $\geq$ 130/85 mmHg e glicemia de jejum $\geq$ 100 mg/dL). A Sociedade Brasileira de Endocrinologia e Metabologia considera os critérios para a definição da SM de forma semelhante aos postos pelo NCEP-ATP III, os quais estão dispostos no documento Consenso Brasileiro sobre Síndrome Metabólica.

Enquanto isso, de acordo com a definição da International Diabetes Federation (IDF),[8] considera-se que um indivíduo tem SM se apresentar obesidade central (circunferência da cintura $\geq$ 90 cm para homens do Sul e Leste Asiático e $\geq$ 80 cm para mulheres do Sul e Leste Asiático, com valores específicos por etnia, assumido se o IMC for >30 kg/m^2), mais quaisquer dois dos quatro fatores a seguir: (1) triglicerídeos elevados ($\geq$150 mg/dL) ou sob tratamento específico; (2) HDL-C baixo (<40 mg/dL em homens, <50 mg/dL em mulheres) ou sob tratamento específico para esta anomalia lipídica; (3) pressão arterial elevada (PA $\geq$ 130/85 mmHg) ou sob tratamento; e (4) glicemia plasmática de jejum elevada ($\geq$100 mg/dL) ou DM2 previamente diagnosticado.

As diferenças entre as duas definições são que a IDF considera a obesidade central um pré-requisito para o diagnóstico de SM e utiliza limiares mais baixos de circunferência da cintura para homens e mulheres do Sul e Leste Asiático, enquanto a definição ATP III não adota esse pré-requisito nem esses limiares.

Além desses componentes principais, ressalta-se que a SM também abrange condições adicionais, como doença renal, esteatose hepática, apneia obstrutiva do sono, insuficiência cardíaca com fração de ejeção preservada, síndrome dos ovários policísticos, inflamação crônica, ativação simpática e hiperuricemia.[9]

SÍNDROME METABÓLICA E RELAÇÃO COM RISCO CARDIOVASCULAR

A adiposidade visceral é considerada o principal gatilho para a maioria das vias envolvidas na SM.[6] Está estreitamente relacionada à resistência à insulina, ativação neuro-hormonal, inflamação crônica, além de hiperglicemia, dislipidemia e hiperinsulinemia, que estão diretamente envolvidos na fisiopatologia da disfunção endotelial, remodelamento da parede vascular, aterogênese e doença cardiovascular.[10]

Na última década, tem disso dada particular atenção ao papel da inflamação na relação entre SM e aterosclerose. A ativação macrofágica observada no acúmulo do tecido adiposo visceral leva à secreção do fator de necrose tumoral alfa (TNF-α).[11] Este, por sua vez, leva à inativação dos receptores de insulina no tecido adiposo, bem como nas células musculares lisas, à indução da lipólise, o que aumenta a carga de ácidos graxos livres (AGL) que, por sua vez, inibe a liberação de adiponectina. Além disso, a interleucina-6 (IL-6) é uma citocina produzida por adipócitos e células imunológicas. Sua produção é aumentada com o excesso de gordura corporal e resistência à insulina. A IL-6 atua no fígado, na medula óssea e no endotélio, levando ao aumento da produção de reagentes de fase aguda no fígado, incluindo a proteína C reativa (PCR). A IL-6 está associada ao aumento dos níveis de fibrinogênio, resultando em um estado pró-trombótico sistêmico, além da expressão de moléculas de adesão pelas células endoteliais.[12]

A alta concentração de proteína C reativa (PCR), associada ao aumento da atividade inflamatória característica da resistência à insulina, além de ser um marcador sensível de inflamação sistêmica, está associada ao aumento da atividade do sistema nervoso simpático, com consequentes elevações da frequência cardíaca em indivíduos portadores de SM.[13] Dessa forma, observa-se nesses indivíduos desequilíbrio autonômico. Trazendo esses achados para a prática clínica, torna-se imprescindível a avaliação da frequência cardíaca em pacientes com obesidade, hipertensão, alteração do metabolismo da glicose e dislipidemia. Dados da literatura apontam que, quando a FC em repouso está acima de 80 bpm em pacientes com SM, há associação com maior risco CV.[14]

Em relação ao papel direto da resistência à insulina, observa-se um prejuízo na inibição da lipólise mediada pela insulina, levando a um aumento nos AGL circulantes, os quais inibem ainda mais o efeito antilipolítico da insulina.[16] Ressalte-se que os AGL são lipotóxicos para as células beta do pâncreas, causando diminuição da secreção de insulina. A resistência à, por sua vez, contribui para o desenvolvimento da hipertensão arterial devido à perda do efeito vasodilatador da insulina e à vasoconstrição causada pelos AGL. Contribui também para a elevação da PA, aumento da atividade simpática e reabsorção de sódio nos rins.[15]

Por fim, a obesidade está relacionada ao aumento dos níveis de leptina, que estão diretamente correlacionados ao aumento do risco cardiovascular. Observa-se uma relação entre o aumento da adiposidade e da massa tecidual com a redução da adiponectina, uma adipocina anti-inflamatória e antiaterogênica, com efeitos antagônicos aos da leptina. A adiponectina possui propriedades antiaterogênicas, diminuindo a reatividade vascular e a proliferação das células musculares lisas, além de promover a estabilidade da placa. Além disso, a adiponectina está associada ao desenvolvimento de diabetes, hipertensão e infarto agudo do miocárdio.[16]

INDICAÇÕES DE TRATAMENTO PARA OBESIDADE

A obesidade, principal componente da SM,[17] segundo a OMS, é uma doença crônica, progressiva e recidivante. Diante de sua elevada prevalência na população mundial e de suas consequências no desenvolvimento de outras doenças crônicas, há necessidade de um tratamento assertivo.

Inicialmente, a terapêutica é baseada em acompanhamento nutricional, atividade física e uso de medicamentos. Neste ínterim, novas terapias, como os análogos do GLP-1, têm demonstrado redução de eventos cardiovasculares.[18]

Desenvolvidos inicialmente com a finalidade de controle glicêmico na população diabética, os análogos do receptor do peptídeo 1 semelhante ao glucagon (ARGLP-1) passaram a ser uma opção atraente para o tratamento do DM2, pois reduzirem efetivamente a HbA1C e o peso, ao mesmo tempo em que apresentam baixo risco de hipoglicemia. Os ARGLP-1 apresentam homologias de 50% a 97% com o GLP-1 humano, um hormônio incretínico liberado pelas células enteroendócrinas intestinais.[19] Entre as principais ações biológicas do GLP-1, destacam-se: efeito hipoglicemiante e de redução de apetite, estimulando a secreção de insulina pelas células b do pâncreas, reduzindo a secreção de glucagon de forma dependente da concentração de glicose e induzindo a saciedade por meio da ação hipotalâmica. Além disso, o efeito anorexígeno está relacionado a um grupo de neurônios do SNC que desempenha um papel crítico na regulação da ingestão alimentar, o grupo de neurônios proopiomelanocortina (POMC) no núcleo arqueado (ARC).[20] A ablação desses neurônios resulta em aumento do peso corporal, e a falta de POMC ou do receptor de melanocortina, um dos receptores do hormônio estimulador de a-melanócitos derivado de POMC, resulta em obesidade, tanto em roedores quanto em seres humanos.

Na última década, passou-se a conhecer melhor os efeitos extrapancreáticos, sendo descritos efeitos cardiovasculares, tais como redução da pressão arterial sistólica, efeitos protetores no miocárdio, efeitos antiateroscleróticos e benefícios no perfil lipídico, que, embora possam estar parcialmente associados à diminuição de peso, não têm seu mecanismo fisiológico direto completamente esclarecido e continuam sendo alvo de estudos.[21,22]

Uma metanálise[23] envolvendo oito estudos pivotais, com 60.080 pacientes, avaliou os benefícios dos análogos de GLP-1 sobre desfechos cardiovasculares. Os ARGLP-1 reduziram a taxa de infarto, acidente vascular cerebral e morte cardiovascular em 14% (HR 0,86 [95% CI 0,80–0,93]; p <0,0001), reduziram a mortalidade por todas as causas em 12% (HR 0,88 [95% CI 0,82–0,94]; p =0,0001), a internação hospitalar por insuficiência cardíaca em 11% (HR 0,89 [IC 95% 0,82–0,98]; p =0,013) e desfechos renais compostos em 21% (HR 0,79 [IC 95% 0,73–0,87]; p <0,0001), sem causar aumento no risco de hipoglicemia grave, retinopatia ou efeitos adversos pancreáticos.

EFEITOS CARDIOVASCULARES DOS ARGLP-1 NA SÍNDROME METABÓLICA

O estudo SELECT[24] comparou os efeitos da semaglutida 2,4 mg *versus* placebo em 17.604 indivíduos com sobrepeso e obesidade, com doença cardiovascular associada (infarto, acidente vascular cerebral ou doença arterial periférica), mas sem diabetes. Os objetivos primários do estudo foram avaliar a eficácia da semaglutida na redução do risco de eventos cardiovasculares (MACE) em adultos com sobrepeso ou obesidade e doença cardiovascular estabelecida, mas sem diabetes. Os desfechos primários incluíram morte cardiovascular, infarto do miocárdio não fatal e acidente vascular cerebral não fatal.

Os objetivos secundários, analisados sequencialmente, incluíram morte cardiovascular, insuficiência cardíaca ou mortalidade cardiovascular composta, mortalidade por todas as causas e desfechos expandidos, como hospitalização por insuficiência cardíaca, revascularização do miocárdio, progressão de doença renal e progressão para diabetes ou pré-diabetes. Também foram observadas variações de peso, circunferência da cintura, hemoglobina glicada, frequência cardíaca, pressão arterial e atividade inflamatória por meio da proteína C reativa (PCR) e lipídios. Em 66% dos pacientes, a HbA1C estava acima de 5,7, caracterizando a amostra como composta por alta incidência de pacientes com síndrome metabólica.

Em relação aos objetivos primários, observou-se que a semaglutida reduziu em 20% os resultados combinados de morte cardiovascular, infarto e acidente vascular cerebral não fatal (p < 0,01 para superioridade). Houve uma redução de 19% na mortalidade por todas as causas (IC 95% 0,71-0,93), de 28% no infarto do miocárdio não fatal (IC 95% 0,61-0,75) e de 23% nos procedimentos de revascularização do miocárdio (IC 95% 0,68-0,87). Em relação aos desfechos renais, verificou-se uma redução de 22% na progressão da nefropatia (IC 95% 0,63-0,96).

Outro achado relevante do SELECT foi a diferença no valor da proteína C reativa, que apresentou redução de 37% no grupo que recebeu semaglutida, em comparação à ao grupo placebo. Como se sabe, a PCR (as) não é apenas um marcador inflamatório associado à obesidade, mas também um importante fator de risco na fisiopatologia da aterosclerose.

Entretanto, quando a obesidade atinge o grau III (IMC > 40), os resultados do tratamento clínico são insatisfatórios em 95% dos pacientes, que recuperam o peso inicial em até dois anos. Assim, a cirurgia bariátrica constitui-se em alternativa para o tratamento da obesidade mórbida e suas complicações.[25]

Ainda sobre os efeitos dos ARGLP-1, uma nova classe caracterizada pelo duplo agonismo foi desenvolvida para o tratamento do DM2 e, mais recentemente, da obesidade. A Tirzepatida, um polipeptídeo insulinotrópico dependente de glicose (GIP) e ARGLP-1,[26] foi recentemente aprovada no Brasil para o tratamento de DM2 e, nos EUA e na União Europeia, também para obesidade.

No programa de ensaios clínicos SURPASS,[27] o tratamento com tirzepatida em todas as doses (5 mg, 10 mg e 15 mg) resultou em reduções substanciais na HbA1c, variando de -1,9% a -2,6%, e em reduções robustas de peso corporal, variando de -6,6% a -13,9% ao longo de um período de tratamento entre 40 e 104 semanas. Em um estudo de 72 semanas com participantes com obesidade e DM2, as doses de 10 e 15 mg de tirzepatida resultaram em reduções de peso corporal de 13,4% e 15,7%, respectivamente, em comparação a 3,3% com placebo.

O perfil de segurança da tirzepatida é consistente com o dos agonistas do receptor GLP-1, sendo os eventos adversos mais comuns sintomas gastrointestinais leves a moderados, que geralmente diminuem com o tempo. O tratamento também melhorou significativamente os marcadores da função das células beta e da sensibilidade à insulina, tanto como monoterapia quanto em comparação com dulaglutida 1,5 mg e semaglutida 1 mg. Demonstrou-se segurança cardiovascular em comparação a outros tratamentos agrupados para MACE-4, incluindo morte cardiovascular, infarto do miocárdio, acidente vascular cerebral e hospitalização por angina instável.

Nos estudos de fase 2b, a tirzepatida na dose de 15 mg, administrada durante 26 semanas, modulou de forma única 54 metabólitos associados ao risco de DM2 e outras alterações metabólicas, consistentes com um melhor perfil de fatores de risco cardiovascular.

Uma análise *post hoc* avaliou o efeito da tirzepatida na prevalência de pacientes com critérios para síndrome metabólica nos cinco ensaios clínicos do registro SURPASS, além da associação entre perda de peso induzida pela tirzepatida e a prevalência de pacientes atendendo aos critérios para síndrome metabólica. A prevalência inicial de pacientes que atendiam aos critérios variou entre 67% e 88%. As reduções na prevalência desses critérios foram significativamente maiores com todas as doses de tirzepatida em comparação ao placebo, semaglutida 1 mg, insulina glargina e insulina degludec (p < 0,001). Os componentes individuais da síndrome metabólica também foram reduzidos em maior extensão com a tirzepatida em relação aos comparadores. Maiores reduções no peso corporal estiveram associadas a maiores reduções na prevalência de pacientes que preenchiam os critérios para síndrome metabólica e seus componentes individuais.

Os benefícios da cirurgia bariátrica já são amplamente conhecidos, demonstrando melhora significativa na doença metabólica, bem como redução na mortalidade geral. Ao mesmo tempo, a segurança da cirurgia bariátrica foi estudada e relatada extensivamente. A mortalidade perioperatória é muito baixa, variando entre 0,03% e 0,2%. Assim, não é surpreendente que a cirurgia bariátrica (MBS) tenha se tornado uma das operações mais comumente realizadas na cirurgia geral.[25]

Atualmente, os procedimentos dominantes são a gastrectomia vertical e o *by-pass* gástrico Y de Roux (RYGB), que juntos representam aproximadamente 90% de todas as operações realizadas no mundo. Ambos possuem resultados bem estudados a médio e longo prazo. Atualmente, as vias minimamente invasivas (assistidas por laparoscopia ou robótica) são preferencialmente empregadas.[28]

A técnica de RYBG reduz a cavidade gástrica e, portanto, a quantidade de alimentos ingeridos (efeito restritivo). Além disso, é considerada disabsortiva, pois diminui a superfície de absorção intestinal. Apresenta vantagens, como bons desfechos metabólicos, perda ponderal e aumento da saciedade, sendo esta última atribuída ao efeito na secreção da grelina, hormônio relacionado à saciedade. Além disso, é a operação de escolha para pacientes diabéticos, uma vez que aumenta a secreção do GLP-1.

Entre suas desvantagens estão: deficiência de vitaminas, anemia, maior morbimortalidade, hipoproteinemia e alterações anatômicas que dificultam, mas não impedem, procedimentos endoscópicos nas vias biliares.

A gastrectomia vertical (*sleeve*), por sua vez, vem sendo mais realizada, pois também apresenta desfechos metabólicos favoráveis. Essa técnica reduz a produção de grelina e aumenta a secreção de GLP-1, promovendo perda ponderal adequada com menores distúrbios nutricionais em comparação ao *bypass* gástrico. Sua principal desvantagem é o aumento da incidência de refluxo gastroesofágico.[29] Segundo o Conselho Federal de Medicina,[30,31] as indicações para cirurgia bariátrica incluem:

- Pacientes adultos com falência de tratamento clínico por pelo menos dois anos e com IMC >40.
- IMC >35 associado a comorbidades que ameacem a vida.

A última resolução do Conselho (2.172/2017) ampliou as indicações:

- Portadores de DM2 com idades entre 30 e 70 anos e IMC entre 30 e 34,9, desde que a enfermidade não tenha sido controlada com tratamento clínico e com diagnóstico de DM2 definido há pelo menos 10 anos.

São contraindicações para a cirurgia bariátrica:

- Doença psiquiátrica grave sem controle, demências moderadas a graves, dependência de álcool ou drogas ilícitas, doença arterial coronariana instável, coagulopatias e/ou cardiopatias graves.

Em contrapartida, a American Society for Metabolic and Bariatric Surgery (ASMBS) and International Federation for the Surgery of Obesity and Metabolic Disorders apresentam alguns pontos de discordância.[25]

Essas organizações consideram que a perda de peso por métodos não invasivos tem maior durabilidade em indivíduos com IMC <35 kg/m² do que em indivíduos com IMC ≥35 kg/m². Por isso, recomendam que uma tentativa de terapia não cirúrgica seja realizada antes de considerar o tratamento cirúrgico.

No entanto, se houver tentativa de tratar a obesidade e as comorbidades relacionadas à obesidade (DM2, hipertensão, dislipidemia, apneia obstrutiva do sono, doenças cardiovasculares [doença arterial coronariana, insuficiência cardíaca, fibrilação atrial], asma, doença hepática gordurosa e esteato-hepatite não alcoólica, doença renal crônica, síndrome do ovário policístico, infertilidade, doença do refluxo gastroesofágico, pseudotumor cerebral, e doenças ósseas e articulares) sem sucesso, a cirurgia bariátrica deve ser considerada para obesos de classe I.

Quando o IMC ≥35 kg/m², a cirurgia bariátrica pode ser recomendada independentemente da presença ou ausência de comorbidades relacionadas à obesidade. Por outro lado, o aumento do IMC está associado a um risco maior de mortalidade perioperatória. Quando o IMC é >50 kg/m², o risco cirúrgico torna-se mais relevante devido à maior incidência de doenças associadas à obesidade e à anatomia cirúrgica mais desafiadora. Isso resulta em tempos operatórios mais longos, taxas mais altas de morbidade perioperatória e maior tempo de internação hospitalar, conforme demonstrado em alguns estudos.[32,33]

CONCLUSÃO

A síndrome metabólica é cada vez mais reconhecida como um conjunto de critérios clínicos que predispõe os indivíduos a um risco cardiovascular significativo e ao desenvolvimento de diabetes tipo 2.

Diante de uma epidemia emergente de obesidade global, com a resistência à insulina e a inflamação como cerne da síndrome, é fundamental que os médicos saibam reconhecer e tratar esses indivíduos de forma agressiva. Isso inclui a modificação do estilo de vida, educação e, quando necessário, intervenção farmacológica ou cirúrgica.

Referências

1. Alberti KG, Eckel RH, Grundy SM, et al. Harmonizing the metabolic syndrome: a joint interim statement of the International Diabetes Federation Task Force on Epidemiology and Prevention; National Heart, Lung, and Blood Institute; American Heart Association; World Heart Federation; International Atherosclerosis Society; and International Association for the Study of Obesity. *Circulation*. 2009 Oct 20;120(16):1640-5.
2. Oliveira GM, Brant LCC, Polanczk CA. et al. Estatística Cardiovascular – Brasil 2020. *Arq Bras Cardiol*. 2020;115(3):308-439. doi:: https://doi.org/10.36660/abc.20200812. Disponível em: http://abccardiol.org/en/article/cardiovascular-statistics-brazil-2020. Acesso em: 15 julho 2022.
3. Nilson EAF, Andrade RDCS, de Brito DA, de Oliveira ML. Custos atribuíveis a obesidade, hipertensão e diabetes no Sistema Único de Saúde, Brasil, 2018. *Rev Panam Salud Publica* [Internet]. 2020 [acesso 2023 dez 30];44:e32. Disponível em: https://doi.org/10.26633/RPSP.2020.32>. ISSN 1680-5348.
4. Vigitel Brasil 2023: vigilância de fatores de risco e proteção para doenças crônicas por inquérito telefônico: estimativas sobre frequência e distribuição sociodemográfica de fatores de risco e proteção para doenças crônicas nas capitais dos 26 estados brasileiros e no Distrito Federal em 2023 [recurso eletrônico] / Ministério da Saúde, Secretaria de Vigilância em Saúde e Ambiente, Departamento de Análise Epidemiológica e Vigilância de Doenças Não Transmissíveis. Brasília: Ministério da Saúde; 2023.
5. Ogurtsova K, da Rocha Fernandes J, Huang Y, et al. IDF Diabetes Atlas: global estimates for the prevalence of diabetes for 2015 and 2040. *Diabetes Res Clin Pract*. 2017;128:40-50.
6. World Health Organization. Noncommunicable diseases country profiles 2018. 2018.
7. Grundy SM, Cleeman JI, Daniels SR, et al. Diagnosis and management of the metabolic syndrome: an American Heart Association/National Heart, Lung, and Blood Institute Scientific Statement. *Circulation*. 2005;112(17):2735-52.
8. Alberti KG, Zimmet P, Shaw J. Metabolic syndrome—A new world-wide definition. A Consensus Statement from the International Diabetes Federation. *Diabet Med*. 2006;23:469-80. doi: 10.1111/j.1464-5491.2006.01858.x.
9. Dobrowolski P, Prejbisz A, Kuryłowicz A, et al. Metabolic syndrome – a new definition and management guidelines. *Arch Med Sci*. 2022;18(5):1133-56. https//doi.org/10.5114/aoms/152921.
10. Bornfeldt K, Tabas I. Insulin resistance, hyperglycemia, and atherosclerosis. *Cell Metabolism*. 2011;14:575-85.
11. Cai R, Hao Y, Liu YY, Huang L, Yao Y, et al. Tumor Necrosis Factor Alpha Deficiency Improves Endothelial Function and Cardiovascular Injury in Deoxycorticosterone Acetate/

Salt-Hypertensive Mice. *Biomed Res Int*. 2020;2020:3921074. Published 2020 Feb 28. DOI:10.1155/2020/3921074.

12. Mohammadi M, Gozashti MH, Aghadavood M, et al. Clinical Significance of Serum IL-6 and TNF-α Levels in Patients with Metabolic Syndrome. *Rep Biochem Mol Biol*. 2017;6(1):74-9.

13. Willerson JT, Ridker PM. Inflammation as a cardiovascular risk factor. *Circulation*. 2004;109(21 Suppl 1):II2-10.

14. Vollenweider P, Randin D, Tappy L, et al. Impaired insulin-induced sympathetic neural activation and vasodilation in skeletal muscle in obese humans. *J Clin Invest*. 1994;93:2365-71.

15. Li M, Chi X, Wang Y, *et al*. Trends in insulin resistance: insights into mechanisms and therapeutic strategy. *Sig Transduct Target Ther*. 2022;7:216 (2022). https://doi.org/10.1038/s41392-022-01073-0.

16. López-Jaramillo P, Gómez-Arbeláez D, López-López J, et al. The role of leptin/adiponectin ratio in metabolic syndrome and diabetes. *Horm Mol Biol Clin Investig*. 2014;18(1):37-45. doi: 10.1515/hmbci-2013-0053.

17. Obesity: preventing and managing the global epidemic. Report of a WHO consultation. *World Health Organ Tech Rep Ser*. 2000;894:i-253.

18. Saraiva FK, Sposito AC. Cardiovascular effects of Glucagon-like peptide 1 (GLP-1) receptor agonists Cardiovasc Diabetol. 2014;13:142. DOI:10.1186/s12933-014-0142-7.

19. Collins L, Costello RA. Glucagon-Like Peptide-1 Receptor Agonists. [Updated 2023 Jan 13]. In: StatPearls [Internet]. Treasure Island (FL): StatPearls Publishing; 2023 Jan-. Disponível em: https://www.ncbi.nlm.nih.gov/books/NBK551568/.

20. Schwartz MW, Woods SC, Port. D Jr, et al. Central nervous system control of food intake. *Nature*. 2000 Apr 6;404(6778):661-71.

21. Gropp E, Shanabrough M, Xu AW, et al. Agouti-related peptide-expressing neurons are mandatory for feeding. *Nat Neurosci*. 2005 Oct;8(10):1289-91.

22. Sposito AC, Berwanger O, de Carvalho LSF, et al. GLP-1RAs in type 2 diabetes: mechanisms that underlie cardiovascular effects and overview of cardiovascular outcome data. *Cardiovasc Diabetol*. 2019;18:23. https://doi.org/10.1186/s12933-019-0825-1.

23. Giugliano D, Scappaticcio L, Longo M, et al. GLP-1 receptor agonists and cardiorenal outcomes in type 2 diabetes: an updated meta-analysis of eight CVOTs. *Cardiovasc Diabetol*. 2021;20:189. https://doi.org/10.1186/s12933-021-01366-8.

24. Kosiborod MN, Abildstrøm SZ, Borlaug BA, et al. Once weekly semaglutide in heart failure with preserved ejection fraction and obesity. *N Engl J Med*. 2023; DOI: 10.1056/NEJMoa2306963.

25. Eisenberg D, Shikora SA, Aarts E, et al. 2022 American Society for Metabolic and Bariatric Surgery (ASMBS) and International Federation for the Surgery of Obesity and Metabolic Disorders (IFSO): Indications for Metabolic and Bariatric Surgery. *Surg Obes Relat Dis*. 2022;18(12):1345-56. DOI: 10.1016/j.soard.2022.08.013.

26. Willard FS, Douros JD, Gabe MB, et al. Tirzepatide is an imbalanced and biased dual GIP and GLP-1 receptor agonist. *JCI Insight*. 2020;5(17):e140532. Published 2020 Sep 3. DOI:10.1172/jci.insight.140532.

27. Rosenstock J, Vázquez L, Del Prato S, et al. Achieving Normoglycemia With Tirzepatide: Analysis of SURPASS 1-4 Trials. *Diabetes Care*. 2023;46(11):1986-92. DOI:10.2337/dc23-0872.

28. International Federation for the Surgery of Obesity and Metabolic Disorders (IFSO). 5th IFSO Global Registry Report [monograph on the Internet]. Naples, Italy: IFSO; 2019 [cited 2022

Jul 1]. Disponível em: https://www.ifso.com/pdf/5th-ifso-global-registry-report-september-2019.pdf.

29. Mitchell BG, Gupta N. Roux-en-Y Gastric Bypass. [Updated 2023 Jul 25]. In: StatPearls [Internet]. Treasure Island (FL): StatPearls Publishing; 2024 Jan-. Disponível em: https://www.ncbi.nlm.nih.gov/books/NBK553157/.

30. Conselho Federal de Medicina (CFM). CFM divulga critérios exigidos para a realização de cirurgia metabólica no País [Internet]. Brasília: CFM; 2017 [Acesso 2020 Ago 15]. Disponível em: https://portal.cfm.org.br/noticias/cfm-divulga-criterios-exigidos-para-a-realizacao-de-cirurgia-metabolica-no-pais/.

31. Conselho Federal de Medicina (CFM). CFM detalha lista de comorbidades que podem levar a indicação da cirurgia bariátrica [Internet]. Brasília: CFM: 2016 [Acesso em: 2020 Ago 15]. Disponível em: https://portal.cfm.org.br/noticias/cfm-detalha-lista-de-comorbidades-que-podem-levar-a-indicacao-da-cirurgia-bariatrica/.

32. Wilkinson KH, Helm M, Lak K, et al. The risk of post-operative complications in super-superobesity compared to superobesity in accredited bariatric surgery centers. *Obes Surg.* 2019;29:2964-71.

33. Stephens DJ, Saunders JK, Belsley S, et al. Short-term outcomes for super-super obese (BMI >60 kg/m^2) patients undergoing weight loss surgery at a high-volume bariatric surgery center: laparoscopic adjustable gastric banding, laparoscopic gastric bypass, and open tubular gastric bypass. *Surg Obes Relat Dis.* 2008;4:408-15.

13

Neurologia

Rubens José Gagliardi

INTRODUÇÃO

A neurocardiologia é uma subespecialidade emergente que abrange a neurologia e a cardiologia, estudando a inter-relação entre doenças cerebrovasculares e cardiovasculares. Ela analisa os efeitos do comprometimento cardíaco sobre o cérebro, bem como de lesões cerebrais que desencadeiam cardiopatias.

Com finalidade didática, neste texto, dividiremos em cardiopatias acarretadas por doenças neurológicas e vice-versa, com destaque para os acidentes vasculares cerebrais cardioembólicos.

CARDIOPATIAS DESENCADEADAS POR DOENÇAS NEUROLÓGICAS

O acometimento cardíaco não é raro em pacientes com doenças neurológicas.[1] Byer et al., em 1947, foram pioneiros ao descrever que a doença cerebrovascular pode ser responsável por cardiopatias (miocardiopatias ou arritmias).[2] As complicações cardíacas são a segunda causa de morte em pacientes com acidente vascular cerebral (AVC) e representam um importante determinante da sobrevida em longo prazo.[3]

É necessário caracterizar se a alteração cardíaca diagnosticada foi ocasionada pelo AVC, se seria uma complicação não relacionada a esse evento ou, mesmo, a causa do AVC. Muitas vezes, essa diferenciação é complexa e exige cuidado e perspicácia, já que tem papel fundamental no estabelecimento das estratégias de prevenção secundária. Lesões cardíacas desencadeadas por AVC podem acarretar problemas cardíacos perenes, como insuficiência cardíaca e arritmias, ou alterações moderadas e transitórias, como a cardiomiopatia por estresse neurogênico (NSC) e cardiomiopatia de Takotsubo.

A maioria das diretrizes de AVC define orientações e recomendações para exames cardíacos após um AVC, incluindo a análise do perfil enzimático miocárdico, ECG de rotina, monitoramento por 24 horas (Holter) e ecocardiograma. Esses exames, realizados na fase aguda ou subaguda em unidades de AVC, buscam identificar possíveis causas cardíacas para o AVC, sendo essa avaliação pré-requisito para o tratamento específico. No entanto, não há diretrizes claras sobre a avaliação, o tratamento ou o acompanhamento de pacientes com lesões cardíacas após um AVC, considerando a cardiopatia como uma consequência do AVC ou de outra condição neurológica. Reconhecer com precisão essas lesões e suas possíveis inter-relações é de grande importância clínica.

Diversas condições neurológicas podem causar cardiopatias, sendo o AVC uma das mais significativas e prevalentes. Na fase aguda ou subaguda do AVC, (tanto isquêmico – AVCI – quanto hemorrágico – AVCH – ou hemorragias subaracnoideas – HSA), podem ser encontradas lesões miocárdicas, isquemia, alterações eletrocardiográficas (ECG) e arritmias, mesmo em pacientes sem cardiopatia primária. Esses achados sugerem que, nessas situações, o distúrbio neurológico seja a causa das anormalidades cardíacas.[1-3]

Alterações no eletrocardiograma são observadas em 40% a 100% dos pacientes com hemorragia subaracnóidea, e 5% desses pacientes manifestam arritmias cardíacas graves.[4] As arritmias estão associadas a um maior risco de comorbidades cardiovasculares, aumento do tempo de internação hospitalar e maior probabilidade de má evolução ou óbito.[4]

No período de três meses após um AVC isquêmico, 19% dos pacientes apresentam pelo menos um evento cardíaco adverso grave; 28,5% têm FEVE inferior a 50%, e entre 13% e 29% apresentam disfunção sistólica.[3,5] Aproximadamente 67% dos pacientes com AVC isquêmico apresentam anormalidades eletrocardiográficas compatíveis com isquemia e/ou arritmia nas primeiras 24 horas após o evento.[3,5]

Há uma provável relação topográfica cerebral, pois aproximadamente 88% dos pacientes com isquemia no córtex insular do hemisfério cerebral direito desenvolvem miocardiopatia poucas semanas após o AVC.[1] O AVC lacunar também pode ocasionar complicações cardíacas em até 70% dos casos, apresentando achados como alterações eletrocardiográficas, diminuição da FEVE, comprometimento da motilidade ventricular e elevação de enzimas cardíacas.[6] Contudo, existem poucos estudos sobre o AVC lacunar nesse contexto.

Além disso, lesões cerebrais traumáticas (TCE), tumores cerebrais e várias causas de hipertensão intracraniana também podem desencadear essas complicações cardíacas.[7]

Fisiopatologia da interrelação cérebro-coração após uma lesão neurológica

As alterações cardíacas observadas após um AVC podem ser desencadeadas por diferentes mecanismos, incluindo ativação do eixo hipotálamo-hipofisário, comprometimento simpático e parassimpático, elevação de catecolaminas, fenômenos inflamatórios e imunes característicos da isquemia cerebral.

O eixo hipotálamo-hipofisário é um importante regulador hormonal, integrando emoção, estresse, estado de atividade física e metabolismo.[8] Esse eixo envolve uma interação complexa entre três glândulas endócrinas: hipotálamo, hipófise e suprarrenais, sendo uma parte fundamental do sistema neuroendócrino. Após um AVC, pode ocorrer a liberação do hormônio adrenocorticotrópico (ACTH), que atua na glândula adrenal para liberar cortisol.[7,8] A estimulação do hipotálamo também pode induzir anormalidades no ECG, arritmias e necrose miocárdica.[7] Além disso, a ativação do eixo hipotálamo-hipofisário pode desencadear uma elevação significativa de catecolaminas.[7,8]

A hipótese da tempestade de catecolaminas é aceita como explicação para a inter-relação cérebro-coração[7]. A elevação de catecolaminas pode desencadear hipertrofia cardíaca ou isquemia miocárdica e, quando prolongada, acarreta cardiotoxicidade.[7] Estudos experimentais demonstraram que o aumento dos níveis séricos de catecolaminas após o AVC isquêmico está diretamente relacionado ao comprometimento cardíaco.[9]

No AVC, ocorre um processo inflamatório intenso, com liberação de citocinas pró-inflamatórias, como TNF-α, IL-6 e IL-1β, associadas ao aparecimento de insuficiência cardíaca e a um mau prognóstico em doenças cardíacas.[7] O processo inflamatório pode desempenhar um papel relevante como elo entre a lesão cerebral e o dano cardíaco.[7]

Outra questão relevante na inter-relação cérebro-coração são as alterações na microbiota intestinal, conhecidas como disbiose intestinal. Lesões cerebrais agudas podem afetar as respostas neuroinflamatórias e imunes no cérebro, agravando a função neurológica.[7,10] Em casos de AVC isquêmico aterosclerótico de grandes artérias ou ataque isquêmico transitório, a disbiose intestinal está associada ao aumento de bactérias oportunistas e à redução de bactérias benéficas.[7,10] Estudos experimentais indicam que a microbiota intestinal comensal possui um papel protetor em lesões isquêmicas, enquanto sua depleção ou disbiose após um AVC eleva a mortalidade.[10]

A translocação de bactérias e endotoxinas para o sangue circulante, acompanhada pela elevação de citocinas pró-inflamatórias e a consequente inflamação sistêmica, pode contribuir significativamente para a disfunção cardíaca ou agravá-la.[7,10]

DOENÇAS NEUROLÓGICAS DESENCADEADAS POR CARDIOPATIAS – AVC CARDIOEMBÓLICO

Aproximadamente 30% dos acidentes vasculares cerebrais isquêmicos são causados por doenças cardíacas.[11] Esses casos apresentam maior gravidade devido à elevada morbidade e mortalidade, em comparação com demais tipos de AVC.[11,12] O reconhecimento da causa do AVC é fundamental para o planejamento adequado da prevenção secundária. A investigação detalhada de uma possível cardiopatia emboligênica é uma prioridade no manejo dos pacientes após um AVC, pois a abordagem terapêutica é específica e varia conforme a condição identificada.

As principais cardiopatias que podem levar a um AVC cardioembólicios incluem:

- Alto risco: fibrilação atrial, trombo no ventrículo esquerdo, endocardites.
- Baixo risco: ateroma do arco aórtico, forame oval patente, disfunção do ventrículo esquerdo, valvulopatias, atriopatias.

Fibrilação atrial

A fibrilação atrial (FA) é a arritmia mais prevalente, acometendo aproximadamente 2% da população, com incidência significativamente maior em idosos.[13] Pode ser classificada como valvar e não valvar, sendo indiscutível a sua relação com o AVC.

Fatores como idade, gênero feminino, hipertensão arterial, diabetes, insuficiência cardíaca congestiva, história de AVC ou AIT prévios e doença aterosclerótica aumentam o risco de ocorrência de AVC. Nesse contexto, os escores $CHADS_2$ e CHA_2DS_2-VASc oferecem importante suporte na estratificação do risco, atribuindo uma pontuação específica para esses fatores e auxiliando na tomada de decisão clínica, especialmente quanto à indicação de anticoagulação.

A prevenção do AVC nesses casos é baseada, fundamentalmente, no uso de anticoagulantes. Nas últimas décadas, diversos ensaios clínicos avaliaram a relação risco-benefício de diferentes fármacos. A varfarina foi o primeiro anticoagulante amplamente estudado para essa finalidade, demonstrando excelentes resultados, com taxas de prevenção do AVC ao redor de 60%. Contudo, é um fármaco de difícil manejo devido à sua instabilidade, interações frequentes (com alimentos e outros fármacos) e à dificuldade em manter níveis terapêuticos adequados.

Mais recentemente, uma nova classe de anticoagulantes foi desenvolvida, com mecanismo de ação mais específico, atuando na inibição seletiva do fator X ou da trombina. Esses medicamentos, conhecidos como DOACs (anticoagulantes orais diretos), apresentam ação e metabolização mais rápidas e menos interações em comparação à varfarina. Os principais DOACs incluem:

- Rivaroxabana: inibidor direto do fator Xa, estudada no ensaio clínico RO-CKET-AF, com dose de 15 ou 20 mg/dia.
- Apixabana: inibidor direto do fator Xa, estudada no ensaio ARISTOTLE, com dose de 2,5 ou 5 mg duas vezes ao dia.
- Edoxabana: inibidor direto do fator Xa, analisada no ensaio ENGAGE, com dose de 30 ou 60 mg/dia.
- Dabigatrana: bloqueadora da conversão do fibrinogênio em fibrina, estudada no ensaio RE-LY, com dose de 110 ou 150 mg duas vezes ao dia.

Esses medicamentos mostraram uma ação superior à varfarina, além de menor risco de hemorragias. No entanto, devido à excreção renal, devem ser utilizados com cautela em pacientes com insuficiência renal:

Contraindicados para pacientes com *clearance* de creatinina (ClCr) inferior a 15 mL/min.

- Pacientes com ClCr entre 15 e 30 mL/min não devem usar dabigatrana e podem receber doses menores dos demais DOACs.
- Pacientes com ClCr entre 30 e 50 mL/min podem receber doses menores de dabigatrana e doses plenas dos demais DOACs.
- Para ClCr acima de 50 mL/min, todos os DOACs podem ser administrados em dose plena, respeitando restrições específicas, como a necessidade de ajuste de dose da edoxabana em pacientes com peso corporal inferior a 60 kg.

Uma grande preocupação relacionada ao uso de anticoagulante é o risco de hemorragia. O escore Has-Bled é bastante útil para esta escolha; pontua os principais fatores de risco para hemorragia, conforme demonstrado nas Tabelas 13.1 e 13.2.[14]

Tabela 13.1. Tabela Has-Bled

Hipertensão arterial descompensada	1 ponto
Função hepática ou renal anormal	1 ponto
AVC prévio	1 ponto
Tendência ou predisposição a sangramento	1 ponto
INR elevado em pacientes que tomam varfarina	1 ponto
Pacientes acima de 65 anos	1 ponto
Antiplaquetários concomitantes ou NSAIDS	1 ponto
Abuso de álcool ou drogas	1 ponto

INR: *Razão normatizada internacional*; NSAIDS: *anti-inflamatórios não esteroides.*

Tabela 13.2. Interpretação da pontuação Has-Bled

0 ponto	**1,13 sangramentos por 100 pacientes/anos**
1 ponto	**1,02 sangramentos por 100 pacientes/anos**
2 pontos	**1,88 sangramentos por 100 pacientes/anos**
3 pontos	**3.74 sangramentos por 100 pacientes/anos**
4 pontos	**8.70 sangramentos por 100 pacientes/anos**
5-9 pontos	**Dados insuficientes (alto risco)**

A Tabela 13.3 resume os principais fatores que podem aumentar o risco de hemorragia. Consequentemente, a indicação do anticoagulante deve ser cuidadosamente avaliada.

Tabela 13.3. Fatores de risco para sangramento

Modificáveis	Potencialmente modificáveis	Não modificáveis
Hipertensão arterial	Anemia	Idade > 85 anos (relativo)
Uso concomitante de antiagregante ou anti-inflamatório	Risco de quedas	Sangramento maior prévio
Alcoolismo	Plaquetopenia	Insuficiência renal grave (dialítico ou transplantado)
Não adesão aos anticoagulantes	Insuficiência renal CrCl < 60 mL/min	Insuficiência hepática grave (cirrose)
Profissão ou *hobbies* perigosos		Neoplasia maligna
Ponte com heparina		Fatores genéticos (p. ex., polimorfismo CYP 2C9)
INR >3		AVC prévio, doença de pequenos vasos, angiopatia amiloide
Dose/tipo incorreto de anticoagulante		Diabetes *mellitus*
		Demência/CCL

INR: razão normatizada internacional; CrCl: clearance da creatinina; CCL: comprometimento cognitivo leve.

Pacientes com AVC agudo e nos quais se constata FA devem iniciar a anticoagulação precocemente, ponderando-se, para essa indicação, a gravidade do quadro, sua extensão e o risco de hemorragia. Nos casos de AIT, a introdução deve ocorrer no primeiro dia; nos demais de AVC, pode-se esperar de 3 a 12 dias, dependendo da gravidade e das características do caso. Não está indicada a "ponte de heparina" antes do início do anticoagulante.[11]

A FA paroxística é uma situação relativamente frequente e de diagnóstico, muitas vezes, difícil. Muitos casos tidos como AVC criptogênico são, na verdade, decorrentes de FA paroxística, que é uma importante causa de AVC. Essa eventualidade deve ser exaustivamente pesquisada diante de um AVC criptogênico, lembrando-se de que um eletrocardiograma e um exame de Holter podem não confirmar o diagnóstico. Para isso, são necessários exames mais sofisticados, como Holter de longa duração (até 3 anos) e/ou *devices* específicos.[15]

Uma vez confirmada, a FA paroxística deve ser tratada de modo semelhante aos outros tipos de FA.

Nos casos de FA em que se constata a presença de apêndice atrial, sua oclusão pode ser uma alternativa ao uso de anticoagulante.[1]

Nos casos de FA decorrentes de lesão valvular, a varfarina pode ser a primeira escolha.

Atriopatias

A cardiopatia atrial tem sido proposta como um possível mecanismo para AVC, mesmo na ausência de FA, podendo estar relacionada à formação do trombo.[11,16] Estudos epidemiológicos têm mostrado que o aumento do átrio esquerdo, o aumento da onda "p" na derivação V1 e o aumento do Pro-BPN estão associados a um maior risco de AVCI. É possível que pacientes nessa situação sejam beneficiados com anticoagulação para a prevenção do AVC; contudo, ainda faltam estudos específicos nesse campo.[16]

Forame oval patente

O forame oval patente (FOP) é uma alteração congênita que acarreta uma comunicação direita-esquerda entre os átrios. Está presente em aproximadamente 25% da população e pode, eventualmente, ser responsabilizado como a causa de um AVC, principalmente em pacientes jovens. O diagnóstico deve ser feito por meio de ecocardiograma transtorácico ou transesofágico ou Doppler transcraniano, todos com teste de microbolhas.

O FOP pode ser eventualmente a causa do AVC; entretanto, devido à sua alta incidência na população normal, é importante determinar se o FOP é a causa do AVC ou uma mera coincidência. O escore RoPE (Risk of Paradoxical Embolim Score), decrito na Tabela 13.4, pontua várias situações clínicas e auxilia no estabelecimento desse diagnóstico. Pacientes com escores entre 9 e 10 têm grande chance de que o FOP seja a causa do AVC; quanto menor a pontuação, menor o risco, sendo que valores finais de 0 a 2 indicam que o FOP provavelmente é incidental.[11,17]

A conduta de prevenção secundária de AVC pode incluir antiagregação, anticoagulação ou, mais raramente, o fechamento cirúrgico ou intervencionista. Devem ser considerados o risco do FOP, a idade e as características do paciente.

Tabela 13.4. RoPE escore[11,17]

Componentes	Escore
Ausência de hipertensão arterial	1
Ausência de AVC ou AIT prévios Ausência de diabetes	1
Não fumante	1
Infarto cortical	1
Idade do paciente em anos 18-29 30-39 40-49 50-59 60-69 ≥70	 5 4 3 2 1 0

Ateroma do arco aórtico

O ateroma do arco aórtico, maior do que 4 mm e com características móveis, tem sido considerado uma possível causa de AVC,[18] principalmente em casos de placas localizadas na aorta ascendente. O diagnóstico pode ser realizado por meio do ecocardiograma transtorácico ou transesofágico, angioressonância, ressonância cardíaca ou angiografia digital.

A prevenção do AVC, além do rígido controle dos fatores de risco, inclui a prescrição de estatina de alta potência e antiagregação dupla (AAS e clopidogrel) por um período de 30 dias, seguida por AAS ou clopidogrel isoladamente. A varfarina demonstrou ser inferior ao antiagregante, conforme evidenciado no estudo ARCH.[19]

Atualmente, não há elementos conclusivos que indiquem o tratamento cirúrgico ou intervencionista para essa condição.

A dissecção espontânea da aorta pode ser encontrada em condições como síndrome de Marfan, aneurisma da aorta torácica, válvula aórtica bicúspide, síndrome aneurismática de Loeys-Danlos e síndrome de Ehlers-Danlos tipo IV.

Disfunção do ventrículo esquerdo

Pacientes com baixa fração de ejeção (FE) apresentam um risco significativo de AVC, particularmente nos casos em que a FE é inferior a 15%. O diagnóstico pode ser realizado por meio de ecocardiograma transtorácico e ressonância magnética cardíaca. Para pacientes com FE inferior a 30%, está indicada a anticoagulação.[20]

Pacientes com trombo no ventrículo esquerdo, com ou sem AVC, devem receber pelo menos três meses de tratamento com varfarina, seguido de avaliação do trombo por exames de imagem. O anticoagulante deve ser mantido até a resolução do trombo.[11]

Um estudo recente utilizando ressonância magnética cardíaca sugere que a miopatia do ventrículo esquerdo desempenha um papel pequeno como causa de AVC.[21]

Infarto do miocárdio

Existe um aumento do risco de AVC em pacientes após um infarto do miocárdio (IM), principalmente nas primeiras 12 semanas após o evento,[21] inclusive nos casos de IM silencioso.[21] Deve-se investigar a eventual presença de trombo no ventrículo esquerdo; nessa situação, o paciente deverá ser anticoagulado, conforme descrito na seção *Disfunção do ventrículo esquerdo*.

Os pacientes devem ser monitorados e, caso seja detectada FA paroxística, devem ser anticoagulados (ver *Fibrilação atrial*). Nas demais situações, recomenda-se a prescrição de antiagregantes.[1]

Valvulopatias

Este grupo inclui, principalmente, as próteses valvulares, a valvulopatia reumática e as endocardites. Quando uma prótese valvular é considerada a causa do AVC, deve-se utilizar anticoagulação com varfarina, mantendo-se o INR entre 2 e 3 para próteses na valva aórtica e entre 2,5 e 3,5 para próteses na valva mitral.[11] Uma dose baixa de AAS pode ser associada nos casos em que há doença aterosclerótica concomitante e baixo risco hemorrágico.[1]

Para pacientes com prótese biológica, sem evidência de FA, recomenda-se o uso de anticoagulante oral por 3 a 6 meses, seguido de terapia antiagregante.[11,22,23] Os DOACs não são recomendados para pacientes com prótese valvar mecânica.[11]

Tumores

Alguns tumores localizados nas câmeras esquerdas, como mixoma atrial e fibroelastoma (Figura 13.1), podem ser uma causa rara de AVC.[23] A fisiopatologia pode envolver a formação de trombos hemáticos, devido ao turbilhonamento ocasionado pela presença do tumor, ou embolização de fragmentos do tumor que se rompem.

A conduta pode incluir o emprego de anticoagulantes ou cirurgia para extração do tumor, dependendo de sua localização e características específicas.[24]

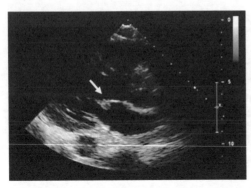 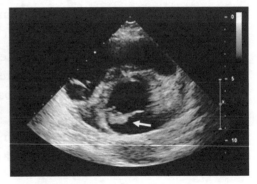

Figura 13.1. Fibroelastoma papilífero. Ecocardiograma transtorácico: as setas mostram massa hiperecogênica 1x1 cm, junto ao folheto anterior da válvula mitral.[24]

Referências

1. Ay H, Koroshetz WJ, Benner T, et al. Neuroanatomic correlates of stroke-related myocardial injury. *Neurology.* 2006;66:1325-29.
2. Byer E, Ashman R, Toth LA. Electrocardiograms with large, upright T waves and long Q-T intervals. *Am Heart J.* 1947;33:796-806.
3. Wang M, Peng Y. Advances in brain-heart syndrome: Attention to cardiac complications after ischemic stroke. Front *Mol Neurosci.* 2022;15:1053478. https://doi.org/10.3389/fnmol.2022.1053478.
4. Frontera JA, Parra A, Shimbo D, et al. Cardiac arrhythmias after subarachnoid hemorrhage: Risk factors and impact on outcome. *Cerebrovasc Dis.* 2008;26:71-8.
5. Prosser J, MacGregor L, Lees KR, et al.; Investigators V. Predictors of early cardiac morbidity and mortality after ischemic stroke. *Stroke.* 2007;38:2295–302.
6. McDermott MM, Lefevre F, Arron M, et al. St segment depression detected by continuous electrocardiography in patients with acute ischemic stroke or transient ischemic attack. *Stroke.* 1994;25:1820–4.
7. Chen Z, Venkat P, Seyfried D, et al. Brain-Heart Interaction: Cardiac Complications After Stroke. *Circ Res.* 2017;121:451-68. doi: 10.1161/CIRCRESAHA.117.311170.
8. Rosmond R, Bjorntorp P. The hypothalamic-pituitary-adrenal axis activity as a predictor of cardiovascular disease, type 2 diabetes and stroke. *J Internal Med.* 2000;247:188–97.
9. Hachinski VC, Smith KE, Silver MD, et al. Acute myocardial and plasma catecholamine changes in experimental stroke. *Stroke.* 1986;17:387-90.
10. Winek K, Engel O, Koduah P, et al. Depletion of cultivatable gut microbiota by broad-spectrum antibiotic pretreatment worsens outcome after murine stroke. *Stroke.* 2016;47:1354-63.
11. Yaghi S. Diagnosis and Management of Cardioembolic Stroke. *Continuum.* 2023;29(2):462-85. doi: 10.1212/CON.0000000000001217.
12. Sacchetti DC, Furie KL, Yaghi S. Cardioembolic stroke: mechanisms and therapeutics. *Semin Neurol.* 2017;37(3):326–38. doi:10.1055/s-0037-1603465.
13. Zoni-Berisso M, Lercari F, Carazza T, Domenicucci S. Epidemiology of atrial fibrillation: European perspective. *Clin Epidemiol.* 2014;6:213-20. doi:10.2147/CLEP.S47385.

14. Lip GY. Implications of the CHA(2)DS(2)-VASc and HAS-BLED Scores for thromboprophylaxis in atrial fibrillation. *Am J Med.* 2011;124(2):111-4.

15. Suda S, Katano T, Kitagawa K, et al. Detection of Atrial Fibrillation Using Insertable Cardiac Monitors in Patients With Cryptogenic Stroke in Japan (the LOOK Study): Protocol for a Prospective Multicenter Observational Study. *JMIR Res Protoc.* 2023;12:e39307. DOI:10.2196/39307.

16. Kamel H, Okin PM, Elkind MSV, Iadecola C. Atrial fibrillation and mechanisms of stroke: time for a new model. *Stroke.* 2016;47(3):895-900. doi:10.1161/STROKEAHA.115.012004.

17. Kent DM, Ruthazer R, Weimar C, et al. An index to identify stroke-related vs incidental patent foramen ovale in cryptogenic stroke. *Neurology.* 2013;81(7):619–25. doi:10.1212/WNL.0b013e3182a08d59.

18. Amarenco P, Cohen A, Hommel M, et al. French Study of Aortic Plaques in Stroke Group. Atherosclerotic disease of the aortic arch as a risk factor for recurrent ischemic stroke. *N Engl J Med.* 1996;334(19):1216-21. doi:10.1056/NEJM199605093341902.

19. Amarenco P, Davis S, Jones EF, et al. Clopidogrel plus aspirin versus warfarin in patients with stroke and aortic arch plaques. *Stroke.* 2014;45(5):1248-57. doi:10.1161/STROKEAHA.113.004251.

20. Merkler AE, Pearce LA, Kasner SE, et al. Left ventricular dysfunction among patients with embolic stroke of undetermined source and the effect of rivaroxaban vs aspirin: a subgroup analysis of the NAVIGATE ESUS randomized clinical trial. *JAMA Neurol.* 2021;78(12):1454-60. doi:10.1001/jamaneurol.2021.3828.

21. Merkler AE, Bartz TM, Kamel H, et al. Silent myocardial infarction and subsequent ischemic stroke in the cardiovascular health study. *Neurology.* 2021;97(5):e436-e443. doi:10.1212/WNL.0000000000012249.

22. Papapostolou S, Keans J, Costello BT, et al. Assessing atrial myopathy with cardiac magnetic resonance imaging in embolic stroke of undetermined source. *Int J Cardiol.* 2023;389:131215. doi.org/10.1016/j.ijcard.2023.131215.

23. Kleindorfer DO, Towfighi A, Chaturvedi S, et al. 2021 guideline for the prevention of stroke in patients with stroke and transient ischemic attack: a guideline from the American Heart Association/American Stroke Association. *Stroke.* 2021;52(7):e364-e467. doi:10.1161/STR.0000000000000375.

24. Gagliardi RJ, Franken RA, Protti GG. Cardiac Papillary Fibroelastoma and Stroke in a Young Man - Etiology and Treatment. *Cerebrovasc Dis.* 2008;25:185-7.

14

Pneumologia: Patologias e seus Aspectos Cardiovasculares

Cristiano Torres da Silva
Katarine Rosa Sales
Ingrid Ariel Lapas Catiste Fazolin
Gabriel Bocalini Soares da Silva

INTRODUÇÃO

A interação anatômica entre os sistemas respiratório e cardiovascular é influenciada pelas pressões na caixa torácica, pelo grau de hiperinsuflação pulmonar e pela integridade vascular do pulmão.

Considerando a estreita relação entre o coração e o pulmão, este capítulo aborda algumas condições clínicas comuns na pneumologia e suas interações com o coração, como doenças obstrutivas (asma e doença pulmonar obstrutiva crônica – DPOC), hipertensão pulmonar, doenças intersticiais, doenças pulmonares induzidas por drogas e embolia pulmonar.

DOENÇAS OBSTRUTIVAS PULMONARES

As doenças obstrutivas pulmonares, como a asma e a doença pulmonar obstrutiva crônica (DPOC), são caracterizadas pela limitação do fluxo de ar nas vias aéreas, levando à broncoconstrição e à hiperinsuflação pulmonar.[2]

A asma é uma doença inflamatória crônica das vias aéreas, manifestada por episódios recorrentes de sibilância, dispneia, opressão torácica e tosse. A asma apresenta hiperresponsividade das vias aéreas a vários estímulos, como alérgenos, irritantes e exercícios físicos.[3]

A DPOC, por sua vez, é uma condição caracterizada por obstrução persistente e progressiva do fluxo de ar nas vias aéreas, enquanto na asma essa obstrução é total ou parcialmente reversível com o tratamento.[3]

Embora a asma e a DPOC compartilhem duas características comuns, como inflamação crônica e obstrução das vias aéreas, elas diferem em termos de reversibilidade dos sintomas, mecanismos inflamatórios específicos e integridade anatômica pulmonar.

A hiperinsuflação pulmonar, comumente presente nas doenças obstrutivas, resulta em uma posição mais vertical do diafragma, redução da capacidade de expansão total dos pulmões, diminuição do volume de reserva inspiratória, capacidade vital reduzida e maior sensação de dispneia. Além disso, a hiperinsuflação pulmonar aumenta a pressão intratorácica e a resistência vascular pulmonar, afetando a carga de trabalho do coração direito. Em casos mais extremos, pode ocorrer disfunção do ventrículo direito (VD) e comprometimento da pré-carga do ventrículo esquerdo (VE).[4]

Essas alterações podem levar a complicações cardíacas, como disfunção diastólica do VE, aumento do risco de arritmias cardíacas e insuficiência cardíaca direita. Portanto, o tratamento adequado busca melhorar a função pulmonar, reduzir a hiperinsuflação e minimizar os impactos no sistema cardiovascular.[4]

O tabagismo desempenha um papel central no desenvolvimento e agravamento das doenças respiratórias obstrutivas e cardiovasculares. Na asma, está associado a um maior risco de desenvolvimento da doença e agravamento dos sintomas. No caso da DPOC, é o principal agente etiológico. A exposição à fumaça do tabaco pode desencadear broncoconstrição e inflamação das vias aéreas. A exposição prolongada aos componentes tóxicos do tabaco resulta em danos irreversíveis às vias aéreas e aos alvéolos pulmonares, levando à destruição do tecido pulmonar e à perda da elasticidade dos pulmões.[2]

No sistema cardiovascular, os componentes tóxicos do tabaco podem danificar as células endoteliais dos vasos, aumentando o risco de aterosclerose, doença arterial coronariana e insuficiência cardíaca.[2]

A avaliação da gravidade da asma e da DPOC pode ser feita por meio da análise da função pulmonar e dos sintomas apresentados pelos pacientes, além da quantidade de medicamentos necessários para o controle dos sintomas. Pacientes com asma grave ou DPOC avançada geralmente necessitam de mais medicamentos broncodilatadores para controlar os sintomas e melhorar sua capacidade pulmonar.[3]

As doenças obstrutivas, como a asma e a DPOC, estão intimamente relacionadas ao sistema cardiovascular. As alterações pulmonares causadas por essas doenças podem afetar a função cardíaca e aumentar o risco de arritmias e eventos cardiovasculares. É fundamental que haja uma abordagem multidisciplinar envolvendo médicos pneumologistas e cardiologistas para garantir o melhor tratamento e manejo desses pacientes.[1-3]

HIPERTENSÃO PULMONAR

A hipertensão pulmonar (HP) é uma síndrome clínica e hemodinâmica caracterizada pelo aumento da resistência vascular na circulação pulmonar, resultando em elevação dos níveis pressóricos. Pode estar associada a condições médicas subjacentes ou ser uma doença exclusiva da circulação pulmonar.[5] A classificação mais atual da HP em adultos e crianças divide-se em cinco subgrupos, de acordo com mecanismos fisiopatológicos similares, apresentação clínica, características hemodinâmicas e abordagem terapêutica:

- Grupo 1: Hipertensão arterial pulmonar (HAP).
- Grupo 2: HP devido à doença cardíaca esquerda.
- Grupo 3: HP devido à doença pulmonar ou hipóxia.
- Grupo 4: HP devido à obstrução de artérias pulmonares.
- Grupo 5: HP com mecanismos multifatoriais ou não claros.[5]

Os sinais e sintomas de HP são semelhantes aos de outras causas de insuficiência respiratória crônica, incluindo dispneia progressiva, fadiga crônica, fraqueza, angina, estase jugular, cianose, pré-síncope e síncope.[5]

Seu diagnóstico definitivo é realizado por meio do cateterismo cardíaco direito.[6,7]

Na HP, o trabalho excessivo do VD leva ao seu espessamento, desenvolvendo o *cor pulmonale*, que resulta em insuficiência cardíaca direita.[6,7] A definição da estratégia terapêutica dependerá da classificação etiológica da doença, conforme os grupos 1 a 5.[5]

Ao longo dos anos, houve mudanças nas estratégias de uso dos diferentes fármacos disponíveis, com indicação cada vez mais precoce de tratamento e combinação de medicamentos de diferentes vias ou classes. Outras medidas que podem ser adotadas incluem o uso de diuréticos, administração suplementar de oxigênio e a não realização de exercícios físicos extenuantes. Exercícios físicos com o objetivo de reabilitação podem ser recomendados, mas devem ser realizados sob supervisão e após o início de tratamento farmacológico específico.[8]

DOENÇAS PULMONARES INTERSTICIAIS

As doenças pulmonares intersticiais (DPIs) são caracterizadas pelo comprometimento do interstício alveolar, podendo também envolver o feixe broncovascular, doenças de preenchimento alveolar, vasculites pulmonares e bronquiolites. O diagnóstico preciso dessas condições é baseado em uma análise clínica, radiológica e patológica minuciosa, sendo fundamental a discussão multidisciplinar.[9]

A classificação utilizada pela Sociedade Brasileira de Pneumologia e Tisiologia[7] segmenta as doenças pulmonares intersticiais em:

- **Causas ou associações conhecidas:** exposições ambientais e ocupacionais, colagenoses, infecções, fármacos, imunodeficiências, aspiração gástrica e tabagismo.
- **Pneumonias intersticiais idiopáticas:** fibrose pulmonar idiopática, pneumonia organizante, pneumonia intersticial não específica, pneumonia intersticial aguda ou bronquiolocêntrica.
- **Linfoides:** bronquiolite linfoide, hiperplasia linfoide reativa, pneumonia intersticial linfoide, granulomatose linfomatoide e linfoma.
- **Granulomatosas:** sarcoidose, pneumonite de hipersensibilidade e infecções, como tuberculose e infecções fúngicas.
- **Miscelânea:** linfangioleiomiomatose, proteinose alveolar, pneumonia eosinofílica, bronquiolite constritiva e doenças de depósito.[7]

A avaliação de eventos cardiovasculares e tromboembólicos deve ser parte integrante do manejo de pacientes com DPIs. Em especial na fibrose pulmonar idiopática (FPI), estudos demonstraram riscos elevados de eventos como angina, trombose venosa profunda e doença coronariana aguda nesse grupo de pacientes. A investigação de doenças cardiovasculares deve ser realizada tanto na fase estável da doença pulmonar quanto nas exacerbações agudas.[10]

Doenças pulmonares induzidas por drogas

As doenças pulmonares induzidas por drogas têm se tornado mais comuns em função da ampliação do uso de medicações potencialmente causadoras de lesão pulmonar e ao crescente reconhecimento dessa condição nos diagnósticos diferenciais. Vale ressaltar que, antes de estabelecer o diagnóstico de toxicidade medicamentosa, sejam descartadas outras etiologias. Diversas medicações podem acometer o pulmão de forma isolada ou em associação com outros órgãos.[11]

A toxicidade pulmonar pode se manifestar de forma aguda ou crônica. O quadro clínico é inespecífico e pode incluir dispneia, tosse, astenia, febre ou perda ponderal. A apresentação varia de quadros assintomáticos a síndrome do desconforto respiratório agudo. Os achados radiológicos mais comuns são vidro fosco difuso e consolidações, podendo, em casos mais raros, apresentar alterações crônicas como reticulado e faveolamento.[11]

Os agentes não citotóxicos mais frequentemente relacionados à toxicidade pulmonar incluem: amiodarona, nitrofurantoína, sulfassalazina, sais de ouro, D-penicilamina, minociclina, estatinas, interferon e anti-TNF. Já entre os agentes citotóxicos, que são os que mais frequentemente causam lesão pulmonar, a incidência pode chegar a até 10% dos pacientes submetidos à quimioterapia.[11]

Dentre os agentes não citotóxicos, a amiodarona merece destaque. No pulmão, essa droga interfere no processamento de fosfolipídeos endógenos, que se acumulam no órgão, podendo causar pneumonite crônica. O risco de toxicidade aumenta com o tempo de uso, doses superiores a 200 mg/dia, idade avançada, presença de doença pulmonar estrutural e uso concomitante de oxigênio.[11] As estatinas não têm um mecanismo de toxicidade bem definitivo, mas podem causar pneumonite de hipersensibilidade (PH), pneumonia intersticial não específica (PINE) e dano alveolar difuso (DAD).[11]

A principal medida terapêutica nesses casos é a suspensão da medicação. Em quadros graves ou que não respostam à suspensão do agente causador, está indicado o uso de corticosteroides, com a dose ajustada à gravidade do quadro clínico. Em situações específicas, pode-se considerar a pulsoterapia com metilprednisolona ou o uso de prednisona na dose de 1 a 2 mg/kg/dia, por um período de 60 a 90 dias, seguido de redução progressiva da dose.[11]

TROMBOEMBOLISMO PULMONAR E CORAÇÃO PADRÃO

A embolia pulmonar, ou tromboembolismo pulmonar (TEP), é a obstrução do tronco da artéria pulmonar ou de um de seus ramos por um conteúdo como trombo, tumor, ar ou gordura originado em outra parte do corpo.[12]

Atualmente, os escores de risco estão relacionados a sinais e sintomas de instabilidade hemodinâmica, alterações laboratoriais e radiológicas que indicam disfunção ventricular, e ao risco de morte precoce.[12] A investigação complementar, com o uso de biomarcadores de lesão miocárdica e disfunção de VD, é mandatória e influencia diretamente na escolha do tratamento.

A avaliação com Troponina I ou T sugere lesão cardíaca por aumento do consumo de O_2 do miocárdio, causada pelo estiramento das fibras ventriculares, demonstrado pelos níveis elevados de NT-proBNP. Já níveis plasmáticos elevados de Dímero-D indicam ativação do sistema de coagulação e fibrinólise.[13,14]

Quanto aos métodos de imagem, a avaliação por ecocardiograma transtorácico (EcoTT) revela alterações estruturais, como aumento do VD, relação VD/VE >1, achatamento do septo interventricular, distensão de veia cava inferior, coexistência de tempo de aceleração da ejeção pulmonar <60 ms, entalhe mesossistólico com pico sistólico levemente elevado na válvula tricúspide (<60 mmHg, conhecido como sinal do "60/60"), trombo móvel em câmaras direitas e Tricuspid Annular Plane Systolic Excursion (TAPSE) <16 mm. Já a angiotomografia de artéria pulmonar (Angio-TC) avalia o aumento do VD e sua relação com o tamanho do VE.[13]

Para pacientes sem sinais de instabilidade hemodinâmica, o escore atualmente validado é o Índice de Gravidade Associado a Embolia Pulmonar (PESI), que calcula o risco de mortalidade no hospital e nos 30 dias subsequentes. Esse índice classifica os pacientes em cinco classes (Tabela 14.1).[1]

Tabela 14.1. Índice de gravidade associado a embolia pulmonar (PESI)

Parâmetros	Pontuação
Idade	Idade em anos
Sexo masculino	+ 10 pontos
História de câncer	+ 30 pontos
Doença cardiovascular	+ 10 pontos
Doença pulmonar	+ 10 pontos
Frequência cardíaca/minuto > 110	+ 20 pontos
Pressão sistólica < 100 mmHg	+ 30 pontos
Frequência respiratória > 30/minuto	+ 20 pontos
Temperatura axilar < 36° C	+ 20 pontos
Estado mental alterado	+ 60 pontos
Saturação de oxigênio arterial < 90%	+ 20 pontos
ESCORE PESI	
Classe I	≤ 65 pontos
Classe II	66-85 pontos
Classe III	86-105 pontos
Classe IV	106-125 pontos
Classe V	>125 pontos

Fonte: *Adaptada de ESC, 2020.[1]*

Quando os parâmetros avaliados pelo PESI são correlacionados com dados dos exames complementares, os pacientes são classificados em quatro categorias: baixo risco, intermediário baixo, intermediário alto e alto risco. Com base nessa classificação, a terapêutica indicada deve ser instituída de maneira precoce.[13]

O tratamento inicial é baseado em suporte hemodinâmico e respiratório. Pacientes com a forma mais grave, caracterizada por instabilidade hemodinâmica, devem ser tratados com trombolíticos. Em casos graves com contraindicação ao uso de trombolíticos, a embolectomia cirúrgica ou percutânea deve ser considerada.[13]

Nos casos de TEP sem comprometimento hemodinâmico grave (risco intermediário), a anticoagulação oral ou parenteral é a terapia de escolha. Indivíduos estáveis, mas com sinais de disfunção do VD evidenciados em exames complementares, devem ser monitorados pelo risco de descompensação hemodinâmica.

Para pacientes de baixo risco, a abordagem é baseada em anticoagulação oral, com o objetivo de alta hospitalar precoce e acompanhamento ambulatorial subsequente.[13,14]

CONCLUSÃO

As disfunções do sistema respiratório, independentemente de sua etiologia, convergem para três elementos básicos que interferem diretamente na integridade hemodinâmica.

O primeiro elemento é a hiperinsuflação pulmonar, decorrente de doenças obstrutivas, que provoca aumento das pressões na caixa torácica, interferindo no retorno venoso e, nos casos mais graves, comprometendo funcionalmente o VD.

O segundo elemento refere-se ao comprometimento direto da vasculatura pulmonar, resultante de eventos embólicos ou de afecções próprias dos vasos pulmonares, de etiologia idiopática ou consequência de doenças sistêmicas. A cascata de eventos segue um padrão: perda da integridade vascular, aumento da resistência vascular, hipertensão pulmonar e sobrecarga sobre o VD até o limite de sua capacidade de adequação.

O terceiro elemento, igualmente importante, é o papel da hipóxia, secundária às doenças pulmonares, sobre o coração. A hipóxia exige maior esforço cardíaco para manter a distribuição de oxigênio, além de estar associada a um maior risco de arritmias.

É essencial destacar que o coração também influencia a função pulmonar. O comprometimento do miocárdio, o aumento excessivo da pressão sistêmica e as arritmias podem causar extravasamento de líquido nos espaços alveolares, provocando edema pulmonar, comprometendo a mecânica respiratória e reduzindo a capacidade de troca gasosa. Alterações estruturais no VE, com consequente queda do débito cardíaco, também podem resultar em hipertensão pulmonar em graus variados. No contexto cardíaco, a fibrilação atrial, associada a miocardiopatias e valvulopatias, destaca-se como fator de risco isolado para TEP e suas complicações.

Com o avanço do conhecimento, reconhece-se que as doenças cardíacas podem induzir ou agravar pneumopatias, assim como as doenças pulmonares podem interferir negativamente as doenças cardíacas. O tratamento interdisciplinar, fundamentado em uma visão integrada dos sistemas respiratório e cardíaco, possibilita uma abordagem personalizada centrada no paciente, favorecendo a detecção precoce de alterações e a minimização de riscos.

Referências

1. Sociedade Brasileira de Cardiologia (SBC). Diretriz Brasileira de Insuficiência Cardíaca Aguda e Crônica. *Arq Bras Cardiol.* 2018;111(3):21-74.
2. Global Initiative for Chronic Obstructive Lung Disease. Global strategy for Diagnosis, Management and Prevention of Chronic Obstructive Pulmonary Disease, 2023 [cited 2023 May 11]. Disponível em: https://goldcopd.org/2023-gold-report-2/.
3. Global Initiative for Asthma (GINA). Global strategy for the Asthma management and prevention, 2023 [cited 2023 May 11]. Disponível em: https://ginasthma.org/wp-content/uploads/2023/05/GINA-2023-Full-Report-2023-WMS.pdf.
4. Granton J, Langleben D, Kutryk MB, et al. Endothelial NO-synthase gene-enhanced progenitor cell therapy for pulmonary arterial hypertension: The PHACeT trial. Circ Res. 2015;11;117(7):645-54.
5. Ministério da Saúde (MS). Protocolo Clínico e Diretrizes Terapêuticas de Hipertensão Pulmonar, 2022. [cited 2023 Jun 10]. Disponível em: https://www.gov.br/conitec/pt-br/midias/consultas/relatorios/2022/20221213_pcdt_hipertensao_pulmonar_cp_95.pdf.
6. Calderaro D et al. Pulmonary Hypertension in General Cardiology Practice. *Arq Bras Cardiol.* 2019;113(3):419-28.
7. Sociedade Brasileira de Pneumologia e Tisiologia. Diretrizes de Doenças Pulmonares Intersticiais da Sociedade Brasileira de Pneumologia e Tisiologia – Cap 1: Classificação e a avaliação diagnóstica da hipertensão pulmonar. *J Bras Pneumol.* 2012;38,Sup:2:S1-S133. Disponível em: /https://cdn.publisher.gn1.link/jornaldepneumologia.com.br/pdf/Suple_209_71_completo_SUPL02_JBP_2012_.pdf.
8. Fernandes CJ, Calderaro D, Assad APL et al. Atualização no Tratamento de Hipertensão Arterial Pulmonar. *Arq Bras Cardiol.* 2021;117(4):750-64.
9. Pereira CAC. Guia Prático de Medicina Respiratória. Rio de Janeiro: Atheneu; 2023. v. 1.
10. Baddini-Martinez J et al. Update on diagnosis and treatment of idiopathic pulmonary fibrosis. *J Bras Pneumol.* [Internet]. 2015;41(5):454-66.
11. Pereira CAC, Holanda MA. Medicina Respiratória. São Paulo: Atheneu; 2014. v. 2. 1638p.
12. Sasani H, Mutlu LC. Quantitative evaluation of computed tomography findings in patients with pulmonary embolism: the link between D-Dimer level and thrombus volume. *Rev Assoc Med Bras* [Internet]. 2021;67(2):218-23.
13. Konstantinides SV, et al. 2019 ESC Guidelines for the diagnosis and management of acute pulmonary embolism developed in collaboration with the European Respiratory Society (ERS). *Eur Heart J.* 2020;41:543-603.
14. Meyer G, et al. Fibrinolysis for patients with intermediate-risk pulmonary embolism. *N Engl J Med.* 2014;10;370(15):1402-11.

15

Gastroenterologia

José Bonadia

INTRODUÇÃO

Quando fui convidado a escrever este capítulo, estava aprendendo a utilizar o aplicativo digital AL CHAT e fiz duas perguntas relacionadas ao tema: doenças cardiológicas em gastroenterologia e doenças gastroenterológicas em cardiologia. O aplicativo mencionou algumas doenças comuns a ambas as especialidades e concluiu: "Em resumo, embora a gastroenterologia seja principalmente focada no trato digestório, as condições cardíacas podem ter um impacto significativo na saúde gastrointestinal e precisam ser consideradas e tratadas em conjunto".

A partir disso, decidi recorrer à minha intuição e percorrer os aproximadamente sete metros e meio do tubo digestório, incluindo as glândulas anexas, fígado e pâncreas, para lembrar-me de doenças que apresentassem sintomas e sinais comuns às duas especialidades. No esôfago, recordei a queixa rara de grandes aumentos do átrio esquerdo comprimindo a parede esofágica e provocando disfagia. Ainda no esôfago, considerei as alterações funcionais e a doença do refluxo gastroesofágico, que podem desencadear dor torácica, uma condição frequente e, muitas vezes, de difícil diagnóstico etiológico.

No estômago e no duodeno, destaquei as lesões pépticas, gastrites e úlceras relacionadas a alterações no fluxo sanguíneo, que comprometem o sistema de proteção da mucosa. Essas condições podem ser agravadas pelo uso de antiagregantes plaquetários e anticoagulantes, aumentando o risco de hemorragias digestivas.

162 Parte **2** | Clínica Médica no contexto da Cardiologia

Prosseguindo, cheguei ao intestino delgado, onde a trombose da artéria mesentérica pode causar uma doença gravíssima. Já no cólon e no reto, considerei as colites isquêmicas, enquanto no fígado abordei as hepatites e colangites isquêmicas. Por fim, a estase venosa no território esplâncnico também chamou atenção, devido à dor abdominal e à saciedade precoce que provoca.

Este exercício de memória reflete uma propriedade da intuição que se aproxima da inteligência artificial mencionada no início desta introdução, permitindo-me elaborar um raciocínio lógico e dedutivo. Esse raciocínio resultou no que denomino síndromes digestórias e cardiocirculatórias. As síndromes compreendem os sintomas relatados pelos pacientes e os sinais identificados pelo médico no exame clínico. Esses elementos são comuns a diversas doenças e refletem órgãos e sistemas em disfunção, traduzindo a fisiopatologia das condições clínicas.

Assim, decidi explorar quatro das principais síndromes cardiovasculares e digestórias na prática médica.

DOR TORÁCICA

A dificuldade no diagnóstico diferencial desta síndrome está diretamente relacionada às estruturas contidas na caixa torácica. Quando sofrem algum tipo de lesão, estimulam as fibras nervosas aferentes que se sobrepõem no gânglio dorsal e podem se manifestar como dor referida na mandíbula, tórax, região superior do abdome e membros superiores.

Com exceção da perfuração do esôfago, também conhecida como síndrome de Boerhaave, entidade rara e grave, as outras doenças digestórias que podem se apresentar com quadro de dor torácica são as doenças do esôfago, estômago, duodeno, vias biliares e pâncreas. É correto afirmar que 80% da hipótese diagnóstica é obtida a partir da anamnese e 12% do exame clínico, porém, na dor torácica, sintomas como pirose, regurgitação, eructação, náuseas, odinofagia e sialorreia não têm valor preditivo para afastar doenças não digestórias de origem cardiovascular potencialmente graves e fatais.

Acrescente-se a isso o fato de que, na estrutura hospitalocêntrico da medicina no Brasil, esses pacientes costumam se dirigir aos serviços de pronto atendimento. Nesta situação, é preferível pecar por excesso e seguir os protocolos de dor torácica, afastando a síndrome coronariana aguda, dissecção da aorta torácica, pneumotórax hipertensivo e tromboembolismo pulmonar.

Afastadas essas afecções cardiovasculares e pneumológicas de risco agudo, podemos, então, no diagnóstico diferencial, introduzir as doenças gastroenterológicas que se manifestam com dor torácica.

Começando pelo esôfago, a dor pode estar presente em alterações tanto funcionais quanto anatômicas do órgão. A doença do refluxo gastroesofágico é a segunda principal causa de dor torácica e está presente em 20% da população adulta no Brasil. Outras doenças esofágicas que também podem causar dor torácica incluem o espasmo esofágico e suas variantes, o megaesôfago chagásico e o idiopático, o câncer do esôfago, o divertículo de Zenker, as membranas esofágicas e, raramente, o aumento do átrio esquerdo em contato com a mucosa do esôfago.

O estômago e o duodeno podem apresentar dor torácica nas gastrites e úlceras pépticas, bem como nas neoplasias gástricas. O sistema biliar pode ser a causa de dor torácica quando acometido de colecistite e coledocolitíase, e o sistema pancreático, na pancreatite aguda e crônica, bem como nas neoplasias do pâncreas.

Muitas destas doenças listadas costumam ser acompanhadas de outros sintomas e sinais que auxiliam na hipótese diagnóstica da causa da dor torácica.

O gastroenterologista dispõe de um grande arsenal tecnológico para confirmar esses diagnósticos, desde que tenha conhecimento da fisiopatologia dessas doenças e saiba quando solicitá-los, como: endoscopia digestiva alta, phmetria, manometria de esôfago, estudo do esvaziamento gástrico, amilasemia, lipasemia, ultrassonografia do abdome superior, ultrassonografia endoscópica do tubo digestório alto, tomografia computadorizada e ressonância magnética do abdome superior, colangioressonância e radiologia contrastada do esôfago, estômago e duodeno.

Quando o médico já possui uma hipótese diagnóstica, ele deve procurar o exame-ouro, aquele que mais se aproxima do diagnóstico funcional e/ou anatômico da doença. Vejamos dois exemplos: um homem de 72 anos de idade tem como queixa dor torácica, disfagia, odinofagia e síndrome consumptiva há 6 meses. A hipótese diagnóstica é neoplasia maligna do esôfago. O diagnóstico da doença é o estudo microscópico anatomopatológico, e o exame-ouro é a biópsia do esôfago obtida por meio da endoscopia digestiva alta.

O segundo exemplo: uma mulher de 46 anos de idade, há 3 meses, apresenta crises de dor em cólica no hipocôndrio direito que se irradia para o ombro direito, com resultado de ultrassonografia do abdome superior com laudo normal. Essa queixa é compatível com dor do trato biliar. Em 5% das vezes, a ultrassonografia do abdome superior pode não demonstrar colecistolitíase, havendo a necessidade da realização de ultrassonografia endoscópica do tubo digestório alto para diagnóstico da microlitíase.

ASCITE CARDÍACA

Define-se ascite como o acúmulo de líquidos no espaço peritoneal. Embora existam muitas etiologias, as causas mais frequentes totalizam 97% dos casos, distribuídas da seguinte forma: Cirrose hepática – 81%, Câncer – 10%, Insuficiência cardíaca – 3%; Tuberculose – 2%; Diálise – 1%, Doenças pancreáticas – 1% e outras causas – 2%.

A ascite na insuficiência cardíaca é estudada no capítulo das hepatopatias congestivas. Neste contexto, os pacientes com insuficiência cardíaca direita apresentam aumento da pressão venosa central, que é transmitido às veias hepáticas superiores, determinando a hepatopatia congestiva e, retrogradamente, leva à hipertensão portal.

São causas de insuficiência cardíaca direita a estenose mitral, insuficiência tricúspide, cor pulmonale crônico, as miorcardiopatias e as pericardites constrictivas, entre outras.

Deve-se valorizar as queixas de anorexia, sensação de plenitude pós-prandial, distensão abdominal, dor no hipocôndrio direito e síndrome edemigênica, que se inicia nos membros inferiores e precede a instalação da ascite. No exame clínico do abdome, costumamos encontrar sinais de macicez móvel e hepatomegalias. Um sinal de grande valor preditivo é a positividade do refluxo hepatojugular.

Na ultrassonografia com Doppler, além do líquido na cavidade abdominal, nota-se o alargamento da veia cava inferior, bem como das veias hepáticas superiores e hepatomegalia. Os achados na punção do líquido peritoneal evidenciam uma diferença entre a dosagem da albumina plasmática e a albumina do líquido peritoneal maior que 1,1, ou seja, GASA >1,1. A dosagem do pro BNP costuma estar acima de 364 pg/mL no líquido ascítico.

O tratamento costuma responder a dieta com restrição de sal e o uso de diuréticos, dependendo da patologia de base.

ANGINA ABDOMINAL

Também conhecida como isquemia mesentérica crônica, está relacionada à diminuição do fluxo sanguíneo no território do intestino delgado e do cólon.

Embora a circulação mesentérica possa estar comprometida por doenças infrequentes, como displasia fibromuscular e vasculites (poliarterite nodosa e doença de Takaysu), a aterosclerose das artérias mesentéricas é, de longe, a causa mais frequente da isquemia mesentérica crônica.

Os fatores de risco mais comuns são os mesmos de outros sítios de aterosclerose: idade, tabagismo, hipertensão arterial, dislipidemia e resistência à insulina.

Em virtude da eficiência das artérias colaterais na circulação mesentérica, as manifestações clínicas geralmente aparecem quando duas ou mais artérias principais estão acometidas pela aterosclerose estenosante, sendo a principal delas a artéria mesentérica superior, seguida pela artéria celíaca e, por último, pela artéria mesentérica inferior.

O quadro clínico típico da angina abdominal é caracterizado por dor abdominal que surge na primeira hora após alimentação, apresentando-se como dor em cólica de forte intensidade, que, às vezes, irradia-se para a região lombar. Pode ser acompanhada de diarreia, e, tipicamente, o paciente desenvolve medo de se alimentar, especialmente de consumir alimentos gordurosos. Progressivamente, instala-se uma síndrome consumptiva. A ausculta da região epigástrica pode evidenciar um sopro, correspondente ao turbilhonamento do sangue em uma artéria estenosada.

Em um paciente idoso com dor abdominal que piora após a alimentação, é mais comum ter como causa neoplasias malignas do aparelho digestório, colecistopatias e pancreatopatias. O médico deve considerar essas condições, pois a aterosclerose mesentérica, na maioria das vezes, é assintomática, mesmo com mais de dois vasos comprometidos. Portanto, é um diagnóstico de exclusão. O exame-ouro para o diagnóstico é a angiotomografia do abdome e pelve, sendo a ultrassonografia com Doppler da circulação digestória um exame de triagem.

Após a confirmação do diagnóstico e em pacientes com sintomatologia clínica, há indicação de consulta com um cirurgião vascular, para avaliação do tipo de cirurgia (endovascular, aberta ou híbrida).

Cabe ao clínico dar suporte na otimização do controle dos fatores de risco envolvidos na gênese da aterosclerose.

MICROBIOTA INTESTINAL

Muitos estudos atuais sugerem uma associação entre a aterosclerose e a microbiota intestinal, anteriormente conhecida como flora intestinal. Talvez as placas de aterosclerose, cuja patogênese é multifatorial, possuam um componente inflamatório crônico relacionado à microbiota intestinal. Além disso, o metabolismo lipídico pode estar desregulado pela produção de lipídios por esses trilhões de microrganismos que habitam o tubo digestório, comportando-se como comensais simbióticos e até potencialmente patogênicos. Cerca de 50% desses microrganismos são desconhecidos, e 90% da massa fecal é constituída por essa microbiota. O tubo digestório consegue manter um estado de equilíbrio com a microbiota por meio de dois mecanismos: supressão do crescimento bacteriano e proteção e isolamento da mucosa intestinal.

Exemplo de mecanismos de supressão incluem a produção de suco gástrico, sais biliares e imunoglobulina IGA. O principal mecanismo de isolamento e proteção é caracterizado pela produção de muco pelas células da mucosa intestinal.

É provável que, tanto nas disbioses quanto nas doenças digestórias que acometem a mucosa intestinal, a barreira mucosa seja rompida, dando início à primeira fase do processo inflamatório, permitindo o acesso de agentes infecciosos e suas toxinas à circulação sistêmica.

São sugeridas medidas terapêuticas para a manutenção de uma microbiota saudável, tais como dieta rica em fibras e uso de pré e probióticos, sem, contudo, apresentar resultados favoráveis com evidências científicas robustas. Ainda precisamos avançar no conhecimento sobre a microbiota intestinal para a indicação de terapias eficientes.

Bibliografia

Ansari P. Isquemia mesentérica aguda. In: Manual MSD. Disponível em: http://www.msdmanuals.com/pt-br/profissional.

Lynch KL. Espasmo esofágico difuso. In: Manual MSD. Disponível em: http://www.msdmanuals.com/pt-br/profissional.

McConaghy JR. Outpatient evaluation of the adult with chest pain. UP TO DATE. Disponível em: http://www.uptodate.com.

Rogers JL. McCance & Huether's Pathophysiology. 9th ed. Tuner KC. Cap. 40, p. 1303-4; Spain S. Cap. 41, p. 1344-5.

Runyon BA. Evaluation of adults with ascites. UP TO DATE. Disponível em: http://www.uptodate.com.

Swidsinski A., Loening-Baucke V. Spatial organization of intestinal microbiota in health and disease. UP TO DATE. Disponível em: http://www.uptodate.com.

Tholey D. Ascite. In: Manual MSD. Disponível em: http://www.msdmanuals.com/pt-br/profissional.

16

Doença Renal Crônica e Síndrome Nefrótica: Importantes Ligações com a Cardiologia e Prognóstico

Luiz Antonio Miorin

INTRODUÇÃO

Em meados do século passado, alguns médicos cardiologistas se interessaram em identificar e tratar outras causas de edema que não fossem de origem cardíaca.

Notadamente, alguns deles começaram a se dedicar a outras possibilidades, como doenças renais e hepáticas. Assim, surgiram novas especialidades médicas, sendo a Nefrologia uma das mais importantes, por se caracterizar como uma especialidade que abrange diversas características clínicas e situações envolvendo outras áreas médicas.

Diante disso, não é difícil afirmar que a Nefrologia é apaixonante por si só, exigindo constante atualização por meio de estudos em artigos e capítulos de livros voltados à Clínica Médica.

No mundo atual, o envelhecimento da população aumenta a prevalência de doenças cardíacas e renais sobrepostas, na chamada síndrome cardiorrenal.[1] Nessa condição, o comprometimento de um dos órgãos reflete no outro, resultando em características de insuficiências cardíaca e renal em algum momento, originadas por adaptações fisiopatológicas envolvendo o órgão inicialmente afetado.

Ao nascer, com peso e gestação normais, cada indivíduo possui aproximadamente dois milhões de néfrons que trabalham em conjunto na divisão das funções de filtração, reabsorção e secreção de substâncias que chegam continuamente ao tecido renal.[2]

Podemos afirmar que um adulto filtra aproximadamente 180 litros de plasma por dia e reabsorve 178,5 litros, mantendo a diurese em torno de 1,5 L por dia. Somados os ganhos e perdas por respiração e transpiração (-750 mL), fezes normais (-250 mL) e a geração de água pelo metabolismo dos alimentos (+500 mL), pode-se inferir que, em condições normais, a hidratação de um indivíduo seja de 500 mL, mantendo o equilíbrio necessário para a volemia.[3]

As doenças renais agudas (síndrome cardiorrenal tipo III) ou crônicas (síndrome cardiorrenal tipo IV) são causas importantes de hipertensão arterial secundária ou de agravamento de hipertensão preexistente, com consequente aumento da sobrecarga cardíaca e suas complicações.

Na hipertensão arterial essencial, que acomete aproximadamente 20% da população ocidental e envolve fatores genéticos e ambientais, o rim inicialmente é vítima das alterações circulatórias secundárias ao espessamento vascular progressivo. Isso diminui o fluxo sanguíneo renal, levando a adaptações do parênquima que elevam progressivamente a pressão arterial. Eventualmente, o rim se torna o vilão, já que, com a doença renal crônica, os valores pressóricos pioram, aumentando a ocorrência de eventos cardíacos agudos, como infarto e morte súbita.[4,5]

A hipertensão arterial essencial acelera o envelhecimento renal, culminando no rim contraído primário. Nesse caso, a cicatrização, leva à redução significativa do número de néfrons funcionantes, diminuindo a capacidade do rim de se adaptar. Cada néfron remanescente trabalha na sua capacidade máxima, caracterizando uma menor reserva renal e o aparecimento de albuminúria acima de 30 mg/g de creatinina na urina em amostra isolada.[6]

Aqui ocorre um aumento do trabalho renal devido à diminuição do número de néfrons, como também no diabetes – outra causa importante de doença renal crônica. Inicialmente, por um mecanismo de vasoconstrição da arteríola eferente, haverá aumento da filtração glomerular, e o mesmo marcador poderá estar presente (albumina na urina > 30 mg/g de creatinina – até há pouco tempo referido como microalbuminúria).[7]

DOENÇA RENAL CRÔNICA

Quaisquer situações em que a função renal permaneça alterada por um período superior a três meses, ou que apresentem alterações anatômicas ou do sedimento urinário, assim como a medida ou estimativa da filtração glomerular < 60 mL/min em duas ocasiões, incluem o paciente no diagnóstico de doença renal crônica.

Capítulo **16** | Doença Renal Crônica e Síndrome Nefrótica: **169**

Dentre as principais causas de doença renal crônica estão o diabetes, a hipertensão arterial essencial e a glomerulonefrite. Entretanto, não podemos ignorar a possibilidade de outras doenças sistêmicas, como as autoimunes, que podem estar associadas a história de *rash* cutâneo, hemoptise, febre, perda de peso, artralgias ou perdas auditivas familiares. Também é fundamental excluir a presença de obstruções ao fluxo urinário e considerar a pielonefrite crônica, associada ou não à calculose renal.[8]

Em quaisquer dessas condições, à medida que a filtração glomerular diminui, o rim adapta-se progressivamente, o que agrava a pressão arterial do indivíduo acometido. Esse agravamento ocorre principalmente por geração excessiva de substâncias vasoconstritoras, como angiotensina II e endotelina, em detrimento do fator relaxante do endotélio, além do aumento da atividade simpática. Essas alterações contribuem para maior resistência à insulina, maior reabsorção de sódio e de ácido úrico pelos túbulos renais.[9]

A doença renal crônica é classificada em cinco estágios evolutivos, apresentados de forma simplificada no Quadro 16.1.[10]

Quadro 16.1. Estratificação da doença renal crônica

Está-gio	Filtração glomerular (mL/min)	Albuminúria A1 (<30 mg Albumina/g creatinina)	Albuminúria A2 (30 mg – 300 mg Albumina/g creatinina)	Albuminúria A3 (>300 mg Albumina/g creatinina)
I	90 ou mais			
II	60 a 89			
IIIa	45 a 59			
IIIb	30 a 44			
IV	15 a 29			
V	< 15			

Fonte: *Baseado na Referência 10.*

Essa estratificação permite ao médico ambulatorial acompanhar a evolução do paciente e inferir a gravidade do caso. Por exemplo, pacientes com maior grau de albuminúria apresentam pior prognóstico. (A1: albuminúria normal; A2: microalbuminúria; A3: albuminúria estabelecida).

A classificação, validada desde 2002 e atualizada nos anos seguintes, aliada aos parâmetros independentes da filtração glomerular, indica que aproximadamente 10% da população mundial apresenta algum grau de doença renal crônica.[10]

Dados de progressão relacionados à mortalidade demonstram que a maior taxa de óbitos ocorre no estágio III, notadamente no estágio IIIb, razão pela qual este foi subdividido. A maior parte dos pacientes renais crônicos no mundo evolui para óbito no estágio IIIb.[11] Comparativamente, pacientes com maior albuminúria nesse mesmo estágio de filtração glomerular apresentam pior prognóstico, tanto em relação à mortalidade cardiovascular quanto à mortalidade geral.[12]

Nas fases iniciais da doença renal crônica, ocorre poliúria, com pacientes apresentando volume urinário superior a 1.500 mL por dia. Isso ocorre porque, à medida que diminui o número de néfrons funcionantes, cada néfron remanescente precisa filtrar e reabsorver mais. Nessa fase, a soma da diurese de cada néfron remanescente pode resultar em poliúria acima de 1.500 mL por dia, conforme descrito na Teoria do Néfron Intacto.[13]

Os pacientes frequentemente evoluem com anemia, acidose metabólica (em geral compensada) e disfunções no metabolismo mineral ósseo, incluindo hiperparatiroidismo secundário à doença renal crônica. Essas alterações dificultam o controle da hipertensão arterial, levando à progressão para disfunção cardíaca.

No Brasil, estima-se que cerca de 140.000 pacientes estejam atualmente em tratamento dialítico, o que representa 0,6% da população estimada com doença renal crônica (aproximadamente 21.000.000 pessoas).

Os dois fatores clínicos mais importantes para a progressão da doença renal crônica são a hipertensão arterial e a proteinúria.[14] À medida que ocorre a perda de néfrons e a função renal diminui, surgem sintomas que devem ser considerados no tratamento. Os rins, inexoravelmente, evoluem para cicatrização, com processos inflamatórios locais envolvendo fatores teciduais e interleucinas.[13]

A análise do exame de urina é essencial para identificar a etiologia da doença renal crônica, complementada pelo controle metabólico de creatinina, cálcio, fósforo, PTH, vitamina D 25 OH, ácido úrico, sódio, potássio, ureia, gasometria venosa, hemograma, perfil de ferro, perfil lipídico e proteínas totais e frações. Com base na evolução clínica e nos resultados desses exames, é possível implementar mudanças terapêuticas e realizar adaptações que visem minimizar os sintomas e retardar a progressão para o estágio V (dialítico).

A restrição de proteínas na dieta é de grande importância, uma vez que aminoácidos provenientes de proteínas de origem animal (aminoácidos glucagonotrópicos) provocam vasodilatação aferente, aumentando a filtração por néfron e reduzindo progressivamente a reserva renal.[15] Recomenda-se limitar a ingestão de proteínas a 0,6 a 0,8 g/kg de peso por dia, complementando com componentes ricos em aminoácidos de cadeia ramificada (cetoácidos), que possuem metabolismo predominantemente muscular, sem aumentar o fluxo sanguíneo renal.[16]

Além disso, é fundamental minimizar a acidose metabólica, caracterizada pelo consumo de bicarbonato com pH ainda normal. A suplementação de bicarbonato

Capítulo **16** | Doença Renal Crônica e Síndrome Nefrótica: **171**

por via oral pode reduzir o trabalho renal, melhorar o apetite e normalizar os níveis de potássio.[17]

A anemia associada à doença renal crônica costuma ser mais evidente no estágio III e, se não tratada adequadamente, agrava consideravelmente os sintomas e o prognóstico cardíaco. À medida que a função renal declina, a produção de eritropoetina – um hormônio produzido pelo tecido renal que estimula a linhagem hematopoiética na medula óssea – também diminui. Nos estágios mais avançados, o aumento de interleucinas compromete a resposta da medula óssea à eritropoetina e interfere no transporte de ferro devido à maior disponibilidade de hepcidina.

A deficiência de vitamina D também desempenha um papel na resposta da medula óssea.[18] A correção da anemia com eritropoetina recombinante melhora significativamente a evolução da condição, e a hemoglobina deve ser mantida entre 11 e 12 g/dL. Valores superiores a 13 g/dL ou inferiores a 9 g/dL aumentam significativamente a mortalidade e a sintomatologia relacionadas à insuficiência cardíaca. A anemia da doença renal crônica é normocítica e normocrômica. Caso haja algum componente carencial, este deve ser corrigido. O mais comum é o perfil de ferro apresentar níveis baixos ou normais, mas com estoques (definidos pela Ferritina) insuficientes. Quando o ferro estiver baixo ou mesmo normal, com ferritina inferior a 200 ng/mL, é indicado prescrever ferro juntamente com a eritropoetina para obter uma melhor resposta.[19]

As correções da anemia, o controle do distúrbio mineral ósseo (hiperparatiroidismo secundário), da acidose metabólica, da hipertensão arterial e do perfil lipídico possibilitam que o paciente tenha maior probabilidade de alcançar os estágios mais avançados da doença renal crônica. Quando o paciente atingir o estágio IV, deve-se iniciar o preparo clínico e psicológico para o estágio V dialítico.

Faz parte da condução oferecer orientações que abordem as alterações envolvidas, com o objetivo de desacelerar a progressão da doença. Incluem-se, nesse contexto, drogas que atuem no sistema renina-angiotensina, com o intuito de reduzir a proteinúria ou a albuminúria. O uso de estatinas para controlar o perfil lipídico é indicado mesmo para pacientes pré-dialíticos, sendo frequentemente associadas à ezetimiba, pois doses elevadas de estatinas podem não ser bem toleradas e devem ser evitadas. Recomenda-se iniciar com doses menores que as habituais para minimizar o risco de rabdomiólise, que pode ser sintomática em alguns casos, além de monitorar regularmente a dosagem da CPK.

Devido à resistência à insulina inerente à doença renal crônica, é esperado um aumento dos triglicerídeos em razão da maior síntese hepática.[20] Em pacientes resistentes às estatinas, pode-se considerar o uso de evolocumabe ou de alircumabe (inibidores da PCSK9), com cautela. Em indivíduos com doença renal crônica, a

172 Parte **2** | Clínica Médica no contexto da Cardiologia

meta de reduzir o LDL-c para valores inferiores a 70 mg/dL pode, assim, ser alcançada.[21] O controle da dislipidemia deve ser otimizado, uma vez que sua presença mantém o risco de aterosclerose, elevando o risco cardiovascular. É importante destacar que o paciente com doença renal crônica apresenta maior risco cardiovascular em comparação cardiopatas de função renal normal.

Drogas nefrotóxicas, como os anti-inflamatórios não esteroidais, devem ser evitadas.[22]

No estágio IV, o paciente deverá ser avaliado quanto à diálise peritoneal ou hemodiálise, considerando o perfil para a diálise peritoneal ou a necessidade de realização de via de acesso para hemodiálise, preferencialmente uma fístula arteriovenosa.

É fundamental que o paciente chegue ao estágio V com controle nutricional adequado, de forma a estar preparado para iniciar uma nova fase, em que será mantido com alguma modalidade de substituição da função renal ou submetido a transplante renal.

SÍNDROME NEFRÓTICA

A síndrome nefrótica caracteriza-se por proteinúria importante (> 3,5 g de proteína em 24 horas), acompanhada de hipoalbuminemia, edema, hiperlipidemia, tendência a infecções e maior risco de tromboses vasculares. Trata-se de uma disfunção associada aos podócitos, que são componentes essenciais dos glomérulos e responsáveis pela regulação da filtração glomerular. Esses podócitos possuem menor permeabilidade a cargas negativas e proteínas, cujo peso molecular dificulta a passagem pelas fenestrações.[23]

Na síndrome nefrótica, observa-se a manutenção da função renal, medida pela taxa de filtração glomerular, pelo menos nas fases iniciais da doença. Esse período varia de acordo com a controlabilidade do fator desencadeante. A doença padrão associada à síndrome nefrótica é a glomerulonefrite de lesões mínimas, cuja biópsia renal apresenta resultado normal à microscopia óptica e imunofluorescência negativa ou com pequenas quantidades de imunoglobulinas.[24] Costuma responder bem à corticoterapia, porém há recorrência em aproximadamente 50% dos casos.[25]

Nesse tipo de doença renal, os vasos glomerulares e o mesângio glomerular permanecem preservados. Trata-se de uma glomerulonefrite não proliferativa, ou seja, sem proliferação das células do mesângio glomerular e sem alterações no endotélio dos capilares glomerulares. As três formas principais dessa categoria são: lesões mínimas, glomeruloesclerose segmentar e focal e glomerulonefrite membranosa.[18] Dentre essas, a glomerulonefrite membranosa é a causa mais comum de síndrome nefrótica em adultos. Essa condição evolui com proteinúria que

Capítulo **16** | Doença Renal Crônica e Síndrome Nefrótica: **173**

oscila entre períodos de maior controle e períodos de piora do edema, estando muito associada a tromboses e à progressiva perda da função renal. Além disso, é importante afastar a possibilidade de neoplasias como causa etiológica.[26]

Em todas as três condições, é necessário descartar também causas infecciosas (virais ou bacterianas) e doenças autoimunes associadas. Em muitos casos, essas condições são primárias, sem um fator desencadeante detectável por exames.

O exame de urina em pacientes com síndrome nefrótica costuma apresentar proteinúria isolada, sem alterações do sedimento urinário. Dentre as glomerulonefrites que apresentam proliferação do mesângio ou do capilar glomerular, temos, em geral, o que denominamos síndrome nefrítica, caracterizada principalmente por hipertensão arterial, menor proteinúria e exame de urina com hematúria e leucocitúria. A doença padrão da síndrome nefrítica é a glomerulonefrite difusa aguda pós-estreptocócica, que também pode ser manifestação de doenças autoimunes, como lúpus, depósitos de IgA na imunofluorescência, ou, às vezes, com quadro de púrpura de Henoch-Shöenlein.[27] Além disso, pode ocorrer nas vasculites de pequenos vasos mediadas por ANCA.[28] É necessário afastar associações com drogas, infecções, neoplasias ou colagenoses. Essas são quadros graves de perda de função que podem estar associadas à síndrome cardiorrenal tipo 3. Entre as glomerulonefrites proliferativas, a glomerulonefrite membranoproliferativa frequentemente cursa com síndrome nefrótica, pois apresenta proteinúria significativa, semelhante à das glomerulonefrites não proliferativas, que envolvem acometimentos podocitários e das células mesangiais.

O edema é a complicação clínica mais evidente da síndrome nefrótica e está relacionado à gravidade da hipoalbuminemia.[29] Notadamente, em adultos, enquanto a concentração de albumina não atingir valores abaixo de 2,5 g/dL, o edema tende a ser localizado e a variar ao longo do dia, sem caracterizar uma anasarca. Contudo, em pacientes cuja concentração de albumina sérica cai para valores inferiores a 2,5 g/dL, ocorre edema generalizado.

O edema envolve basicamente dois mecanismos: o primeiro, conhecido como *Underfill Hypothesis*, depende da diminuição da pressão oncótica do plasma, aliada à maior permeabilidade dos capilares teciduais; e o segundo, denominado *Overfill Hypothesis*, é caracterizado pela retenção de sódio pelos rins, associada à perda da permeabilidade dos glomérulos.[30] De certa forma, ambos os mecanismos estão envolvidos.

Fato é que, em pacientes idosos com síndrome nefrótica, níveis de albumina inferiores a 2 g/dL predispõem à redução da perfusão renal, podendo levar à injúria renal aguda, inicialmente pré-renal, mas que pode evoluir para necrose tubular aguda,[31] necessitando, em alguns casos, de tratamento dialítico.

174 Parte **2** | Clínica Médica no contexto da Cardiologia

O tratamento do edema é realizado com diuréticos, notadamente a Furosemida, que pode ser associada a outras classes menos efetivas para contribuir com o balanço negativo de sódio e água. Em pacientes com hiponatremia associada a um quadro de síndrome nefrótica refratária, pode-se utilizar a Tolvaptana, que inibe os canais de água no túbulo distal, promovendo balanço negativo de água e correção do quadro.[32]

A dieta deve incluir restrição de sódio a 2 g por dia, o que contribui para a redução do edema.

A hipoalbuminemia também contribui para a tendência à hipercoagulabilidade por perda renal de antitrombina III e ao aumento da síntese hepática de fibrinogênio, fator VIII e fator V. Isso resulta em menor fibrinólise e maior predisposição à coagulação, que, associada ao imobilismo, presdispõe a fenômenos trombóticos, principalmente venosos.[33]

A dislipidemia ocorre em todos os pacientes com síndrome nefrótica e está relacionada à maior produção hepática de lipoproteínas durante a vigência de hipoalbuminemia. Não menos importante que as infecções, a injúria renal aguda e o tromboembolismo, a dislipidemia é um fator de risco, principalmente nos pacientes que não respondem às medidas de controle da v. Dessa maneira, há uma relação direta com a morbidade cardiovascular e a progressão da doença renal crônica.

Além do aumento das lipoproteínas, devido à maior síntese e menor catabolismo, observa-se uma redução da atividade da LCAT (*lecithin-cholesterol acyltransferase*). Em pacientes com síndrome nefrótica corticorresistente, a redução da proteinúria pode ser alcançada por meio da aferese de LDL plasmático.[34]

Portanto, justifica-se o tratamento da dislipidemia, considerando que seus efeitos nos túbulos renais podem ser deletérios. A mortalidade cardiovascular em pacientes com síndrome nefrótica é agravada pela presença de dislipidemia.[35]

PONTOS-CHAVE

1. A doença renal crônica é pouco sintomática nas fases iniciais.
2. A doença renal crônica, em quaisquer estágios, piora a evolução das cardiopatias.
3. A mortalidade por doença cardiovascular é maior no estágio IIIb da doença renal crônica.
4. A dislipidemia agrava a aterosclerose e aumenta a mortalidade.
5. Na síndrome nefrótica, o quadro predominante é o edema.
6. A proteinúria está associada à perda de função renal e à dislipidemia.
7. Na síndrome nefrótica, pode ocorrer injúria renal aguda.

Referências

1. Hadjiphilippou, Savvas and Phin Kon, Sui. Cardiorenal syndrome: review of our current understanding. *J R Soc Med.* 2016;109(1):12-7.
2. Yu X, Yuan Z, Lu H, Gao Y, Chen H, Shao Z, et al. Relationship between birth weight and chronic kidney disease: evidence from systematics review and two-sample Mendelian randomization analysis. *Hum Mol Genet.* 2020;29(13):2261-74.
3. Kiebl SK, Davy BM. The Hydration Equation: Update on Water Balance and Cognitive Performance. *ACSMs Health Fit J.* 2013;17(6):21-8.
4. Ku E, Lee BJ, Wei J, Weir MR. Hypertension in CKD: Core Curriculum 2019. *Am J Kidney Dis.* 2019;74(1):120-31.
5. De Zeeuw D, Parving HH, Henning RH. Microalbuminuria as an early marker for cardiovascular disease. *J Am Soc Nephrol.* 2006;17(8):2100-5.
6. Pontremoli R, Leoncini G, Viazzi F, et al. Evaluation of subclinical organ damage for risk assessment and treatment in the hypertensive patient: role of microalbuminuria. *J Am Soc Nephrol.* 2006;17(4 Suppl 2):S112-S114.
7. Thipsawat S. Early detection of diabetic nephropathy in patient with type 2 diabetes mellitus: A review of the literature. *Diab Vasc Dis Res.* 2021;18(6):14791641211058856.
8. Skorecki K, Chertow GM, Marsden PA, Taal MW, Yu ASL. Brenner & Rector's the Kidney. 10th ed. Philadelphia, PA: Elsevier; 2016.
9. Sinha S, Haque M. Insulin Resistance and Type 2 Diabetes Mellitus: An Ultimatum to Renal Physiology. Cureus. 2022;14(9):e28944.
10. Levey AS, de Jong PE, Coresh J, et al. The definition, classification, and prognosis of chronic kidney disease: a KDIGO Controversies Conference report [published correction appears in Kidney Int. 2011 Nov;80(9):1000] [published correction appears in Kidney Int. 2011 Nov 1;80(9):1000]. *Kidney Int.* 2011;80(1):17-28.
11. Hill NR, Fatoba ST, Oke JL, et al. Global Prevalence of Chronic Kidney Disease – A Systematic Review and Meta-Analysis. *PLoS One.* 2016;11(7):e0158765.
12. Fung CS, Wan EY, Chan AK, Lam CL. Association of estimated glomerular filtration rate and urine albumin-to-creatinine ratio with incidence of cardiovascular diseases and mortality in chinese patients with type 2 diabetes mellitus – a population-based retrospective cohort study. *BMC Nephrol.* 2017;18(1):47.
13. Slatopolsky E. The intact nephron hypothesis: the concept and its implications for phosphate management in CKD-related mineral and bone disorder. *Kidney Int Suppl.* 2011 Apr;79(121):S3-8.
14. Ruiz-Ortega M, Rayego-Mateos S, Lamas S, Ortiz A, Rodrigues-Diez RR. Targeting the progression of chronic kidney disease. *Nat Rev Nephrol.* 2020;16(5):269-88.
15. Miorin LA. Resposta Renal à Sobrecarga Protéica em Pacientes Recuperados de Necrose Tubular Aguda. Tese de Doutorado apresentada à FMUSP. 1994, 81p.
16. Koppe L, Cassani de Oliveira M, Fouque D. Ketoacid Analogues Supplementation in Chronic Kidney Disease and Future Perspectives. *Nutrients.* 2019;11(9):2071.
17. Raphael KL. Metabolic Acidosis and Subclinical Metabolic Acidosis in CKD. *J Am Soc Nephrol.* 2018;29(2):376-82.

18. Icardi A, Paoletti E, De Nicola L, Mazzaferro S, Russo R, Cozzolino M. Renal anaemia and EPO hyporesponsiveness associated with vitamin D deficiency: the potential role of inflammation. *Nephrol Dial Transplant*. 2013;28(7):1672-9.

19. Palaka E, Grandy S, van Haalen H, McEwan P, Darlington O. The Impact of CKD Anaemia on Patients: Incidence, Risk Factors, and Clinical Outcomes-A Systematic Literature Review. *Int J Nephrol*. 2020;2020:7692376.

20. Gansevoort RT, Correa-Rotter R, Hemmelgarn BR, Jafar TH, Heerspink HJ, Mann JF, et al. Chronic kidney disease and cardiovascular risk: Epidemiology, mechanisms, and prevention. *Lancet*. 2013;382:339-52.

21. Quiroga B, Muñoz Ramos P, Álvarez Chiva V. Efficacy and safety of the PCSK9 inhibitors in the treatment of dyslipidemia in chronic kidney disease. *Nefrologia* (Engl Ed). 2020;40(5):499-505.

22. Chen TK, Knicely DH, Grams ME. Chronic Kidney Disease Diagnosis and Management: A Review. *JAMA*. 2019;322(13):1294-304.

23. Anders HJ, Kitching AR, Leung N, Romagnani P. Glomerulonephritis: immunopathogenesis and immunotherapy [published online ahead of print, 2023 Jan 12]. *Nat Rev Immunol*. 2023;1-19.

24. Korbet SM, Genchi R, Borok R, Schwartz MM. The racial prevalence of glomerular lesions in nephrotic adults. *Am J Kidney Dis*. 1996;27:647-51. doi: 10.1016/S0272-6386(96)90098-0.

25. Lionaki S, Mantios E, Tsoumbou I, et al. Clinical Characteristics and Outcomes of Adults with Nephrotic Syndrome Due to Minimal Change Disease. *J Clin Med*. 2021;10(16):3632.

26. Ronco P, Plaisier E, Debiec H. Advances in Membranous Nephropathy. *J Clin Med*. 2021;10(4):607.

27. Taheri S. Renal biopsy reports in nephritic syndrome: Update. *World J Nephrol*. 2022;11(2): 73-85.

28. Hagen C, Ballieux BEPB, Van Es LA, Daha MR, van der Woude FJ. Antineutrophil cytoplasmic autoantibodies: a review of the antigens involved, the assays, and the clinical and possible pathogenetic consequences. *Blood*. 1993;81:1996-2002.

29. Busuioc RM, Mircescu G. Nephrotic Syndrome Complications – New and Old. Part 1. *Maedica* (Bucur). 2022;17(1):153-68.

30. Bernard, DD. Extrarenal complications of the nephritic syndrome Nephrology Forum. *Kidney Int*. 1988;(33):1184-1202.

31. Waldman M, Crew RJ, Valeri A, Busch J, Stokes B, Markowitz G. Adult minimal-change disease clinical characteristics, treatment, and outcomes. *Clin J Am Soc Nephrol*. 2007 May;2(3):445-53.

32. Saimiya M, Kaku Y, Nishimura M. Efficacy of oral tolvaptan for severe edema and hyponatremia in a patient with refractory nephrotic syndrome. *CEN Case Rep*. 2021;10(4):523-6.

33. Singhal R, Brimble KS. Thromboembolic complications in the nephrotic syndrome: pathophysiology and clinical management. *Thromb Res*. 2006;118(3):397-407.

34. Muso E. Beneficial effect of LDL-apheresis in refractory nephrotic syndrome. *Clin Exp Nephrol*. 2014;18:286-90.

35. Keith DS, Nichols GA, Gullion CM, Brown JB, Smith DH. Longitudinal follow-up and outcomes among a population with chronic kidney disease in a large managed care organization. *Arch Intern Med*. 2004;164:659-63.

17

Reumatologia

Dawton Torigoe
Cristiano Campanholo
Gabriela Araújo Munhoz

INTRODUÇÃO

O avanço no conhecimento sobre as doenças reumáticas alterou de maneira extraordinária a morbimortalidade dessas afecções nas últimas duas décadas. Entretanto, as complicações cardiovasculares associadas às doenças reumáticas continuam sendo uma das principais causas de mortalidade nesse grupo de pacientes. As doenças reumáticas autoimunes têm o potencial de afetar qualquer estrutura do coração e podem resultar em manifestações variadas e, muitas vezes, graves. Adicionalmente, o rastreamento e o tratamento das complicações cardiovasculares no contexto das doenças reumáticas podem diferir daqueles observados em pacientes sem essas doenças.

ARTRITE REUMATOIDE

A artrite reumatoide (AR) é uma doença sistêmica cujo espectro de manifestações clínicas vai além dos sinais e sintomas articulares. Serosite, vasculite, osteoporose, linfoma e infecções são exemplos de manifestações extra-articulares ou complicações observadas com alguma frequência no acompanhamento de pacientes com AR.

178 Parte **2** | Clínica Médica no contexto da Cardiologia

Esse caráter sistêmico da AR torna-se mais evidente quando se observa a maior mortalidade desses pacientes em comparação à população geral. A análise das causas da mortalidade excessiva na AR indica que as doenças cardiovasculares são as mais frequentes (Tabela 17.1),[1] sendo que a AR aumenta o risco de mortalidade cardiovascular (CV) em 50% em relação à população sem AR.[2]

O processo inflamatório crônico da AR tem papel relevante no risco CV aumentado. Estudos indicam que o tempo de doença, a persistência de provas de atividade inflamatória elevadas, o fator reumatoide positivo e a doença mais agressiva são fatores de risco para doença coronariana na AR.[3] Além disso, *flares* recorrentes da doença também afetam o risco cardiovascular. Um estudo recente demonstrou que a oscilação da atividade da AR ao longo dos anos pode comprometer o prognóstico CV, sendo que cada *flare* aumenta em 7% o risco CV em comparação aos pacientes em remissão persistente.[3]

Evidências de que o metotrexato e os anti-TNFs, medicamentos frequentemente utilizados, reduzem o risco CV na AR fornecem suporte adicional para a importância da inflamação na gênese da aterosclerose na AR.[4] Conclui-se, portanto, que, embora os fatores de risco cardiovasculares tradicionais, como tabagismo, diabetes *melitus* e dislipidemia, contribuam para a maior mortalidade na AR, eles não explicam totalmente o aumento do risco CV nessa condição.[5]

Como consequência, escores comumente utilizados para estratificação de risco, como o Framingham, Reynolds e o SCORE, baseados principalmente em fatores de risco tradicionais, tendem a subestimar o risco real na AR.[5] Esses dados sugerem que, para a correta avaliação do risco CV na AR e implementação de medidas de prevenção primária, deve-se levar em conta não apenas os fatores de risco tradicionais, mas também a carga inflamatória passada e atual.

Outra manifestação cardíaca na AR é a pericardite, um achado ecocardiográfico comum nessa condição. Entretanto, habitualmente, não apresenta significância clínica. É incomum que os pacientes apresentem sintomas, embora raros casos de tamponamento cardíaco tenham sido descritos.[6]

Tabela 17.1. Mortalidade cardiovascular na artrite reumatoide

Estudo, ano	Número de pacientes	País	SMR
Thomas, 2003	33.318	Reino Unido	1,93
Watson, 2003	11.633	Reino Unido	1,50
Krishnan, 2004	3.862	EUA	1,59
Sihvonen, 2004	1.042	Finlândia	1,23
Goodson, 2005	979	Reino Unido	1,73

SMR: standardized mortality ratio.

ESPONDILOARTRITES

As espondiloartrites (EpA) são consideradas uma família de artrites que inclui espondilite anquilosante (EA), artrite psoriásica, espondiloartrite juvenil, espondiloartrite indiferenciada e artrite associada a doenças inflamatórias intestinais, incluindo doença de Crohn e colite ulcerativa. Essas condições compartilham sintomas clínicos, características genéticas e fisiopatológicas, como envolvimento do esqueleto axial (articulações sacroilíacas e coluna vertebral), manifestações periféricas características (dactilite, entesite e mono ou oligoartrite predominantemente nos membros inferiores) e manifestações extra-articulares específicas, como uveíte anterior, psoríase e doença inflamatória intestinal, além da associação com o complexo principal de histocompatibilidade classe I do antígeno leucocitário humano-B27 (HLA-B27).[7]

Além das manifestações extra-articulares bem conhecidas, há associação aspA com uma série de doenças cardiovasculares, incluindo aortite, doença valvar aórtica, distúrbios de condução, cardiomiopatia e doença cardíaca isquêmica, que resultam em risco aumentado de morbimortalidade.[8,9]

A presença de doença cardíaca valvar clinicamente significativa e aortite na EA resulta principalmente em insuficiência aórtica (IA), embora também possa haver acometimento da valva mitral.[8] Em um estudo com avaliação ecocardiográfica, a IA foi observada em 18% dos pacientes com EA.[9] Pacientes do sexo masculino e HLA-B27 positivos parecem apresentar um aumento no índice da raiz da aorta, mas nenhuma diferença na prevalência de regurgitação valvar aórtica em comparação com pacientes HLA-B27 negativos. Esses riscos aumentam ainda mais com a idade.

A valva aórtica pode tornar-se insuficiente devido a doença da válvula aórtica, seja pela destruição dos folhetos em endocardite, prolapso ou restrição de movimento das cúspides. Alternativamente, a insuficiência aórtica pode ser resultado da dilatação anular, tipicamente no contexto de doença aórtica associada.[8]

Ao contrário de outras formas de EpA, a EA está relativamente mais associada à aortite, que pode ser potencialmente fatal. Na EA, a aortite acomete principalmente o anel aórtico e a aorta ascendente, embora raramente possa afetar o arco aórtico mais distal ou a aorta descendente. A inflamação da parede aórtica, com lesões ateroscleróticas associadas nas camadas internas, pode levar não apenas à dilatação da raiz da aorta e da aorta ascendente, mas, podem casos muito raros, também pode resultar em aneurisma da aorta descendente e até mesmo em dissecção.[8]

Há muito pouca literatura disponível sobre as estratégias de tratamento para aortite ativa. O tratamento cirúrgico para a formação de aneurisma da aorta é uma opção que pode ser realizada com sucesso. As indicações para cirurgia parecem ser semelhantes às da doença aórtica associada à aterosclerose. No entanto, a redução

180 Parte **2** | Clínica Médica no contexto da Cardiologia

da inflamação, tanto no período pré-operatório quanto pós-operatório, é muito importante para reforçar a linha de sutura e aumentar o sucesso da operação. A presença de aortite inflamatória ativa no momento da cirurgia pode elevar o risco de descolamento da prótese valvar ou do enxerto valvar, principalmente devido à inflamação e ao tecido friável. Procedimentos endovasculares podem desempenhar um papel no tratamento de lesões localizadas no arco mais distal e na aorta descendente.[8]

Anormalidades no sistema de condução foram documentadas em 13% dos casos e mostraram-se mais prevalentes na presença de IA, estando relacionadas ao aumento da idade e ao maior tempo de evolução da doença. Os distúrbios do ritmo cardíaco mais comuns incluem bloqueios atrioventriculares (AV) II-III e fibrilação atrial (FA). Além disso, podem ocorrer taquicardia paroxística de reentrada nodal AV e síndrome de Wolff-Parkinson-White.[8]

Em relação à doença coronariana, um estudo de coorte internacional com aproximadamente 4.000 pacientes com EpA identificou fatores de risco cardiovascular, como prevalência de hipertensão arterial em 33,5%, tabagismo em 29,3%, diabetes em 8,5% e hipercolesterolemia 27,3%.[10] Além disso, a inflamação é um fator de risco bem reconhecido para aterosclerose acelerada em diferentes doenças imunomediadas, incluindo a EpA.

O uso contínuo de AINEs pode impactar o desenvolvimento de hipertensão, com aumento de risco de 12% em comparação com pacientes que fazem uso não contínuo ou não utilizam AINEs.[11] Estudos demonstraram efeitos favoráveis de fármacos da classe dos inibidores do TNF em marcadores de função endotelial ou rigidez arterial em pacientes com EA.[6] No entanto, ainda não está totalmente claro se a melhora da função vascular se traduzirá em uma redução significativa do risco cardiovascular.

LÚPUS ERITEMATOSO SISTÊMICO

O lúpus eritematoso sistêmico (LES) é uma doença autoimune crônica que afeta múltiplos órgãos, caracterizando-se por um curso flutuante.[12] A etiologia exata do LES ainda é desconhecida; entretanto, sabe-se que a interação entre fatores genéticos, imunológicos, hormonais e ambientais contribui para o aumento da suscetibilidade à doença e para a variabilidade de sua expressão clínica.[13]

Embora rara como manifestação inicial, o envolvimento cardíaco é relatado em mais de 50% dos pacientes com LES, estando associado a significativa morbidade e mortalidade. As principais manifestações cardíacas incluem pericardite com ou sem derrame, endocardite, miocardite, hipertensão arterial sistêmica, insuficiência cardíaca congestiva, hipertensão arterial pulmonar e doença coronariana isquêmica.[14]

A pericardite é o acometimento cardíaco mais comum, sendo sintomática em 20% a 30% dos indivíduos durante o curso da doença. Pode surgir no início ou até mesmo como a primeira manifestação do LES em 5% dos casos, apresentando-se de forma isolada ou associada à serosite generalizada, especialmente à pleurite. Os quadros variam de assintomáticos a tamponamento cardíaco, podendo ser detectados por atrito pericárdico, alterações ecocardiográficas ou tomografia (6%-45%).[14]

A miocardite sintomática é suspeitada na presença de taquicardia persistente e sinais clínicos de insuficiência cardíaca aguda, frequentemente acompanhados por alterações no mapeamento cardíaco e elevação de enzimas musculares. Classicamente, a miocardite lúpica foi diagnosticada com maior frequência em estudos de autópsias; contudo, com a introdução do ecocardiograma bidimensional, observa-se atualmente uma alta prevalência de doença miocárdica assintomática ou subclínica.[14]

A endocardite de Libman-Sacks, associada à presença de anticorpos antifosfolípides (aPL), é identificada em aproximadamente 40% dos casos de LES em estudos de autópsia; no entanto, sua frequência tem diminuído nas últimas três décadas. As causas das lesões valvulares são diversas, incluindo endocardite bacteriana, valvulite, fibrose e degeneração mucoide.[14]

A doença arterial coronariana (DAC) e a aterosclerose precoce apresentam patogêneses multifatoriais e estão entre as principais causas de morte em pacientes com LES.[15] Mulheres com LES em idade reprodutiva têm um risco 50 vezes maior de infarto agudo do miocárdio em comparação a controles saudáveis pareados por sexo e idade.[16] Os fatores de risco cardiovascular tradicionais não explicam, isoladamente, o aumento da DAC nesse grupo. Entre as condições que mais influenciam nesse sentido destaca-se a dislipoproteinemia, associada a alterações na composição e função da lipoproteína de alta densidade (HDL) induzidas por mecanismos inflamatórios e autoimunes[17,18] (Tabela 17.2). A oxidação da lipoproteína de baixa densidade (LDL), a depuração defeituosa de células apoptóticas e a inflamação, com um perfil pró-inflamatório de células T, são características comuns tanto da aterosclerose quanto do LES.

Tabela 17.2. Fatores de risco DAC no LES

Fatores de risco tradicionais
Idade
Dislipidemia
Hipertensão
Diabetes
Tabagismo

(Continua)

Tabela 17.2. Fatores de risco DAC no LES (*Cont.*)

Fatores de risco não tradicionais
Anticorpos antifosfolípides
Outras manifestações do LES (especialmente renal)
Uso crônico de glicocorticoides
Baixos níveis de anticorpos naturais, incluindo antifosforilcolina

Além disso, outros mecanismos, como a presença de aPL, que levam à síndrome do anticorpo antifosfolípide com consequente trombose arterial e venosa, podem estar relacionados à maior frequência de eventos isquêmicos agudos no LES. Os aPL podem causar efeitos pró-inflamatórios e pró-trombóticos diretos nas células endoteliais, além de interferir na coagulação, por exemplo, inibindo a anexina A5 em seus efeitos antitrombóticos e cardioprotetores (Figura 17.1).[19]

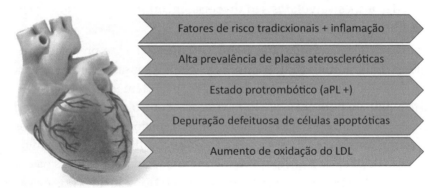

Figura 17.1. Aumento de DAC no LES.

CONCLUSÃO

As manifestações cardiovasculares ocorrem com frequência elevada em pacientes com doenças reumáticas e, muitas vezes, de forma grave. É, portanto, fundamental que os médicos estejam atentos à sua detecção. A prevenção continua sendo a medida mais eficaz para evitar complicações cardiovasculares, seja por meio da redução dos fatores de risco – situação em que os cardiologistas podem auxiliar os reumatologistas –, seja –pelo controle da atividade da doença reumatológica. Isso porque as complicações cardiovasculares podem ser mitigadas em um cenário de remissão da doença autoimune.

Referências

1. Torigoe D. Cintilografia de perfusão do miocárdio com tecnécio 99m-sestamibi na avaliação da doença coronária em pacientes com artrite reumatoide. São Paulo Tese [Doutorado em Reumatologia] – Faculdade de Medicina da USP; 2005.
2. Avina-Zubieta JA, Choy HK, Sadatsafavi M, et al. Risk of cardiovascular mortality in patients with rheumatoid arthritis: a meta-analysis of observational studies. *Arthritis Rheum.* 2008;59:1690-7.
3. Myasoedova E, Chandran A, Ilhan B, et al. The role of rheumatoid arthritis (RA) flare and cumulative burden of RA severity in the risk of cardiovascular disease. *Ann Rheum Dis.* 2016;75:560-5.
4. Davis J, Kremers M, Crowson C, et al. Glucocorticoids and cardiovascular events in rheumatoid arthritis: a population-based cohort study. *Arthritis Rheum.* 2007;56:820-30.
5. Semp AG, Ikdahl I, Wibetoe G, et al. Atherosclerotic vascular disease prevention in rheumatoid arthritis. *Nat Rev Rheumatol.* 2020;16:361-79.
6. Sen G, Gordon P, Sado D. Cardiac manifestations of rheumatological diseases: a synopsis for the cardiologist. *Heart.* 2021;107:117-81.
7. Sieper J, Poddubnyy D. Axial spondyloarthritis. *Lancet.* 2017 Jul 1;390(10089):73-84. doi: 10.1016/S0140-6736(16)31591-4. Epub 2017 Jan 20. PMID: 28110981.
8. Chetrit M, Khan MA, Kapadia S. State of the Art Management of Aortic Valve Disease in Ankylosing Spondylitis. *Curr Rheumatol Rep.* 2020 May 14;22(6):23. doi: 10.1007/s11926-020-00898-4. PMID: 32410005.
9. Palazzi C, D' Angelo S, Lubrano E, Olivieri I. Aortic involvement in ankylosing spondylitis. *Clin Exp Rheumatol.* 2008 May-Jun;26(3 Suppl 49):S131-4. PMID: 18799070.
10. Gensler LS. Axial spondyloarthritis: the heart of the matter. *Clin Rheumatol.* 2015 Jun;34(6): 995-8. doi: 10.1007/s10067-015-2959-1. Epub 2015 May 10. PMID: 25957880.
11. Liew JW, Ward MM, Reveille JD, et al. Nonsteroidal Antiinflammatory Drug Use and Association With Incident Hypertension in Ankylosing Spondylitis. *Arthritis Care Res* (Hoboken). 2020 Nov;72(11):1645-1652. doi: 10.1002/acr.24070. PMID: 31529687; PMCID: PMC7075727.
12. Fanouriakis A, Kostopoulou M, Alunno A, et al. 2019 update of the EULAR recommendations for the management of systemic lupus erythematosus. *Ann Rheum Dis.* 2019;78:736-45.
13. Bertsias G, Cervera R, Boumpas DT. Systemic Lupus Erythematosus: Pathogenesis and Clinical Features. *Rheum Dis.* 2012. p. 476-505.
14. Vasconcelos JTS. Livro da Sociedade Brasileira de Reumatologia. Barueri: Manole; 2019. Cap. 31.
15. Bernatsky S, Boivin J, Joseph L, et al. Mortality in Systemic Lupus Erythematosus. *Arthritis Rheum.* 2006;54(8):2550-7.
16. Manzi S, Meilahn EN, Rairie JE, et al. Age-specific incidence rates of myocardial infarction and angina in women with systemic lupus erythematosus: comparison with the Framingham Study. *Am J Epidemiol.* 1997;145(5):408-15.
17. Purmalek MM, Carlucci PM, Dey AK, et al. Association of lipoprotein subfractions and glycoprotein acetylation with coronary plaque burden in SLE. *Lupus Sci Med.* 2019;6(1):e000332.
18. Wu GC, Liu HR, Leng RX, et al. Subclinical atherosclerosis in patients with systemic lupus erythematosus: A systemic review and meta-analysis. *Autoimmun Rev.* 2016;15(1):22-37.
19. Frostegård J. Systemic lupus erythematosus and cardiovascular disease. *J Intern Med.* 2023 Jan;293(1):48-62.

18

Oncologia

Luis Eduardo Silva Móz

INTRODUÇÃO/RESUMO

Nas últimas duas décadas, os avanços terapêuticos proporcionaram um ganho significativo na sobrevida global dos pacientes oncológicos. Contudo, esse progresso também trouxe um risco maior de eventos cardiovasculares ao longo da vida, devido à associação entre idade, comorbidades e tratamentos oncológicos com potencial para maior toxicidade cardiovascular.

Neste capítulo, apresentamos a perspectiva de um oncologista clínico e pesquisador sobre o impacto das doenças cardiovasculares em pacientes oncológicos, destacando a importância da presença de um cardiologista na equipe multidisciplinar que presta assistência a esses pacientes.

DESCRIÇÃO DO CAPÍTULO

Estima-se que, no triênio de 2023-2025, ocorrerão 704 mil novos casos de câncer no Brasil, sendo 483 mil excluídos os casos de câncer de pele não melanoma.[1] A doença é, desde 2003, a segunda principal causa de morte no país, excetuando-se o período da pandemia de COVID-19. Segundo a Organização Mundial da Saúde (OMS) e o Sistema de Informação sobre Mortalidade (SIM) do Departamento de Informática do Sistema Único de Saúde (DataSUS), em alguns países e em 606 municípios brasileiros, o câncer já é a principal causa de morte, superando as doenças cardiovasculares.[2]

Com o advento de novas terapias nas duas últimas décadas, como técnicas avançadas de radioterapia, terapias-alvo e imunoterapia, houve um ganho considerável na sobrevida global para diversos tipos de tumores. Esse avanço resultou em um risco maior de os pacientes apresentarem, ao longo da vida, eventos cardiovasculares, induzidos ou não pelas terapias oncológicas. Por exemplo, para o câncer de mama, o mais incidente entre mulheres, a sobrevida global mediana de casos metastáticos receptor hormonal positivo aumentou de 22 meses, nos anos 2000, para 64 meses.[3] Para o câncer de próstata, o mais incidente entre homens, a sobrevida global mediana de casos metastáticos sensíveis à castração passou de 40 meses, nos anos 2000, para uma expectativa possivelmente superior a 70 meses.[4]

Entretanto, algumas dessas modalidades terapêuticas podem acarretar efeitos adversos cardiovasculares, como os associados à radioterapia em região torácica, terapia de privação androgênica, uso de antraciclinas, terapias anti-HER2 (Human Epidermal growth factor Receptor-type 2), inibidores de RAF e MEK, e inibidores do fator de crescimento endotelial vascular (VEGF).

Dependendo do estadiamento e do subtipo molecular, uma porcentagem considerável de pacientes pode receber terapias cardiotóxicas.[5] Dessa forma, associado ao aumento da sobrevida global maior e ao tratamentos de pacientes com idade mais avançada, há uma maior probabilidade de ocorrência de cardiotoxicidade decorrente dos tratamentos oncológicos ou de desfechos cardiovasculares decorrentes de doenças cardiológicas de base, como insuficiência cardíaca, aterosclerose, hipertensão arterial sistêmica (HAS), diabetes *mellitus* (DM), dislipidemia, obesidade, tabagismo, infarto agudo do miocárdio, acidente isquêmico transitório e acidente vascular cerebral. Essas condições tornam o tratamento ainda mais desafiador.[6]

Esse desafio é recorrente na prática clínica diária do oncologista, que muitas vezes precisa decidir sobre o uso da terapia mais eficaz para alcançar melhores taxas de regressão tumoral ou ganho de sobrevida livre de progressão ou global, considerando que a medicação pode ter potencial cardiotóxico, especialmente em pacientes com diagnóstico de evento trombótico prévio, níveis elevados de LDL--colesterol ou controle inadequado de HAS e/ou DM. Essa preocupação reforça a necessidade de individualização dos tratamentos oncológicos.

Cardiotoxicidade é definida como toxicidade cardiovascular relacionada ao uso de terapias contra o câncer, incluindo qualquer disfunção cardíaca associada ao tratamento oncológico, como cardiomiopatia, insuficiência cardíaca, miocardite, toxicidades vasculares, hipertensão arterial, arritmias cardíacas, prolongamento do intervalo QT corrigido (QTc) e doenças cardíacas valvares e pericárdicas.[7]

A multidisciplinaridade é essencial na Oncologia, e, com base no exposto o cardiologista tornou-se um membro indispensável no planejamento do cuidado da saúde de pacientes oncológicos. É notória a importância do referenciamento para avaliação e acompanhamento em serviços de cardio-oncologia, possibilitando, por exemplo, a continuidade de tratamentos oncológicos eficazes por meio de um melhor manejo de eventos adversos e desfechos clínicos.

Reforça-se, assim, que o momento do diagnóstico de câncer ou o período anterior ao início do tratamento oncológico são os mais adequados para estabelecer estratégias de prevenção ou acompanhamento de doenças cardiovasculares em pacientes oncológicos.[7]

Porém, essa realidade é exceção na maioria das cidades do Brasil e de outros países, estando restrita a poucos centros de tratamento do câncer. Não é possível encaminhar todos os pacientes oncológicos classificados como de muito alto risco e alto risco, os quais, sem dúvida, se beneficiariam dessa avaliação especializada – ou seja, pacientes com risco de cardiotoxicidade futura maior que 10%.[8]

No contexto em que não há agendamento rápido de consultas com cardiologistas antes do início do tratamento oncológico e/ou na ausência de serviços especializados em cardio-oncologia, torna-se fundamental que o oncologista também tenha conhecimento das etapas de cuidados cardio-oncológicos do paciente. Esse é o segundo desafio: tratar e acompanhar uma população de pacientes com características peculiares, sem a avaliação conjunta de um cardiologista e, muitas vezes, enfrentando dificuldades no acesso a exames como ecocardiograma transtorácico, cintilografia miocárdica e dosagens de peptídeo natriurético e troponina.

O terceiro desafio está relacionado à avaliação e ao tratamento de pacientes oncológicos com risco alto ou muito alto de toxicidade cardiovascular, uma vez que essa população geralmente é excluída dos protocolos de pesquisa que levaram à aprovação das terapias atualmente utilizadas na Oncologia. Isso ocorre porque alguns eventos cardiovasculares são considerados critérios de exclusão de elegibilidade.

Aproximadamente 30% dos pacientes oncológicos apresentam doença cardiovascular no momento do diagnóstico, o que impacta negativamente as taxas de sobrevida em comparação com aqueles que não possuem doença cardiovascular.[9]

O quarto desafio consiste em desenhar e desenvolver protocolos de pesquisa, como ensaios randomizados prospectivos, para avaliar e analisar melhor os eventos cardiovasculares. Esses protocolos também devem permitir a distinção mais clara entre eventos adversos e desfechos clínicos, além de incluir essa população de maior risco cardiovascular.[10]

Concluindo, torna-se evidente a necessidade de estruturar mais serviços de cardio-oncologia em todo país. Essa iniciativa é essencial devido ao potencial impacto na redução de hospitalizações e no aumento da sobrevida dos pacientes.

Entre os benefícios, destacam-se: o estabelecimento de estratégias de prevenção de doenças cardíacas; a possibilidade de evitar a descontinuação precoce de terapias oncológicas em casos de toxicidade cardiovascular; e a garantia de um melhor acompanhamento tanto para pacientes com cardiotoxicidade já estabelecida quanto para aqueles sem alterações cardiológicas, mas expostos a tratamentos com risco de toxicidade cardiovascular.

Para alcançar esse objetivo, é indispensável um maior investimento no financiamento para a criação de serviços especializados, aliado a um aumento no aporte para pesquisas científicas na área.

PALAVRAS-CHAVES

1. Cardiotoxicidade.
2. Neoplasia maligna.
3. Doenças cardiovasculares.

Em homenagem ao Prof. Dr. Eder Trezza, professor emérito e cardiologista da Faculdade de Medicina de Botucatu (FMB-Unesp), falecido na data de conclusão da escrita deste capítulo.

REFERÊNCIAS

1. Instituto Nacional de Câncer (INCA). Estimativa 2023: incidência de câncer no Brasil. Rio de Janeiro: INCA; 2022.
2. Observatório de Oncologia. Câncer como a primeira causa de morte nos municípios brasileiros. Disponível em: https://observatoriodeoncologia.com.br/cancer-como-a-primeira-causa-de-morte-nos-municipios-brasileiros.
3. Hortobagyi, GN, Stemmer SM, Burris HA, et al. Overall Survival with Ribociclib plus Letrozole in advanced breast cancer. *N Engl J Med.* 2022; 386:942-50.
4. Smith MR, Hussain M, Saad MF, et al. Darolutamide and Survival in Metastatic, Hormone--Sensitive Prostate Cancer. *N Engl J Med.* 2022; 386:1132-42.
5. Armenian SH, Lacchetti C, Barac A, et al. Prevention and monitoring of cardiac dysfunction in survivors of adult cancers: American Society of Clinical Oncology clinical practice guideline. *J Clin Oncol.* 2017;35:893-911.
6. Curigliano G, Lenihan D, Fradley M, et al. Management of cardiac disease in cancer patients throughout oncological treatment: ESMO consensus recommendations. *Ann Oncol.* 2020;31:171-90.
7. Lyon AR, et al. 2022 ESC Guidelines on cardio-oncology developed in collaboration with the European Hematology Association (EHA), the European Society for Therapeutic Radiology and Oncology (ESTRO) and the International Cardio-Oncology Society (IC-OS): Developed by the task force on cardio-oncology of the European Society of Cardiology (ESC). *Eur Heart J.* 2022;43:4229-361.

8. Lyon AR, Dent S, Stanway S, et al. Baseline cardiovascular risk assessment in cancer patients scheduled to receive cardiotoxic cancer therapies: a position statement and new risk assessment tools from the Cardio-Oncology Study Group of the Heart Failure Association of the European Society. *Eur J Heart Fail.* 2020;22:1945-60.
9. Bonsu JM, Charles L, Guha A, et al. Representation of Patients With Cardiovascular Disease in Pivotal Cancer Clinical Trials. *Circulation.* 2019;139:2594-6.
10. Bonsu JM, Guha A, Charles L, et al. Reporting of Cardiovascular Events in Clinical Trials Supporting FDA Approval of Contemporary Cancer Therapies. *J Am Coll Cardiol.* 2020;75(6):620-8.

19

Dermatologia

Clarice Kobata

INTRODUÇÃO

Entre os principais acometimentos dermatológicos relacionados às doenças cardiovasculares e/ou cardiometabólicas estão as patologias que apresentam super expressão de marcadores inflamatórios. Entre elas, destaca-se a Psoríase.

Outro achado clínico relevante na Dermatologia são os xantomas, que podem estar relacionados a dislipidemias graves, bem como a complicações metabólicas ou cardiovasculares.

Neste capítulo, abordaremos a relação da Psoríase e dos xantomas com o risco cardiovascular e metabólico.

PSORÍASE

O conceito de Psoríase (PsO) evoluiu nos últimos anos, deixando de ser vista apenas como uma doença cutânea e articular para ser compreendida como uma doença crônica, imunomediada, que acomete pele e articulações e está associada a diversas comorbidades.

O processo inflamatório observado na psoríase compartilha mecanismos imunológicos comuns com outras doenças inflamatórias e é reconhecido como um fator de risco para o desenvolvimento de doenças cardiometabólicas.

A psoríase é considerada um fator de risco independente para doenças cardiovasculares (DCV). Pacientes com psoríase apresentam maior incidência de síndrome coronariana, hipertensão arterial, doença arterial periférica ou acidente vascular cerebral, sendo esses eventos mais comuns nas formas graves da doença.

O dermatologista desempenha um papel crucial na avaliação do paciente com psoríase, pois pode ser o primeiro especialista a identificar quadros articulares e metabólicos que o próprio paciente ainda não relacionou à doença.

A psoríase é uma doença cutânea crônica, resultante de uma complexa interação entre fatores imunológicos, ambientais e genéticos. É caracterizada pelo acometimento cutâneo e articular, além de estar associada a diversas comorbidades sistêmicas, com prevalência global variando de 1% a 3% da população.[1]

Manifesta-se na pele com um amplo espectro de alterações, que incluem desde lesões localizadas até formas palmoplantares e generalizadas. A forma mais comum, presente em 85% a 90% dos pacientes, é a psoríase em placas eritematoescamosas, cujas lesões variam em tamanho e forma, localizando-se principalmente nas áreas de extensão dos membros, como cotovelos e joelhos, além do couro cabeludo (Figura 19.1). Também pode acometer as unhas ou se apresentar de forma generalizada.[2]

Outra manifestação é a psoríase pustulosa (Figuras 19.2 e 19.3), menos frequente, caracterizada por lesões pustulosas assépticas sobre uma base eritematosa, com distribuição semelhante à PsO em placas. Ambas as formas, quando generalizadas, podem representar uma emergência clínica, devido ao risco de comprometimento sistêmico, como febre e distúrbios hidreletrolíticos, podendo evoluir de forma fatal.

Cerca de 30% dos pacientes com PsO desenvolvem artrite psoriática (APs), que pode acometer o esqueleto axial, as articulações periféricas e as estruturas da êntese, levando frequentemente a lesões articulares, limitação física e incapacidade.[1]

As comorbidades classicamente associadas à PsO incluem doença intestinal inflamatória, transtornos psiquiátricos e doenças metabólicas, como diabetes, obesidade, dislipidemia, doença hepática não alcoólica, hipertensão arterial e doença coronariana, entre outras.

A psoríase é uma doença com forte componente psicoemocional e impacto social. Todos esses fatores, em conjunto, influenciam significativamente a morbimortalidade dos pacientes.[2]

Em relação à etiopatogenia, o perfil de citocinas da pele com psoríase e das lesões vasculares de aterosclerose é muito semelhante, apresentando um aumento no número de linfócitos Th1 e Th17 (14) e citocinas relacionadas (interleucina IL-17, TNF-α, IFN-ζ, IL-22 e IL-23) na circulação, que também são comuns a outras doenças inflamatórias.[3-6] Além disso, células T auxiliares, células T reguladoras, células dendríticas, monócitos/macrófagos e neutrófilos[6] desempenham papéis importantes na progressão tanto da psoríase quanto da aterosclerose. Contudo, a relação temporal entre a inflamação da PsO e a doença cardiovascular permanece em discussão.

A aterosclerose é uma alteração comum em pacientes com psoríase grave ou em indivíduos com longa evolução da doença.[6,7] Trata-se de uma alteração vascular caracterizada pelo depósito de substâncias lipídicas na camada íntima de artérias grandes e médias, resultando no estreitamento do lúmen ou aumentando o risco de trombose, com consequente isquemia tecidual.

A aterosclerose é a principal causa da doença cardiovascular arteriosclerótica, podendo levar à síndrome coronariana aguda, acidente vascular cerebral, obstrução arterial periférica e outras condições fatais ou incapacitantes.[6,8] Além dos níveis elevados de lipoproteína de baixa densidade, a aterosclerose também está relacionada ao mecanismo de inflamação local da placa.[6] Níveis elevados de inflamação nas artérias coronárias podem causar infiltração de células inflamatórias nas placas ateroscleróticas, aumentando sua vulnerabilidade e instabilidade, o que eleva a incidência de eventos cardíacos.[6]

Uma associação independente entre psoríase e aumento do risco de infarto do miocárdio, insuficiência cardíaca crônica e arritmia já foi demonstrada.[9] Além disso, quanto mais longa for a duração da doença, maior o risco de eventos cardiovasculares maiores.[3,4,6] A doença coronariana tem alta prevalência entre pacientes com psoríase. O infarto agudo do miocárdio pode ser a primeira manifestação da doença arterial coronariana, e esse risco pode estar aumentado em mais de três vezes em comparação com pacientes sem psoríase.[5]

Além disso, a secreção de adipocinas, a resistência à insulina, as lipoproteínas, a angiogênese, o estresse oxidativo e a hipercoagulabilidade estão implicados nessa complexa interação das doenças inflamatórias.[9]

A angiogênese é comum nas lesões da psoríase e nas placas ateroscleróticas. A produção de fatores pró-angiogênicos, como o fator de crescimento endotelial vascular (VEGF) e a IL-8, nas placas de psoríase e as vias comuns de sinalização do estresse oxidativo podem levar ao desenvolvimento e à progressão da aterosclerose nos pacientes com psoríase.[9]

Os níveis plasmáticos de homocisteína são elevados, enquanto os de folato estão diminuídos, correlacionando-se com a gravidade da doença. Isso pode contribuir também para a formação de placas ateroscleróticas nos pacientes, além do aumento da ativação e da agregação plaquetária. Todos esses fatores podem levar a um estado de hipercoagulabilidade e a um risco aumentado de eventos tromboembólicos nesses pacientes.[9]

Vários estudos destacam a presença de disfunção microvascular, um dos primeiros sinais de DCV, em pacientes psoriásicos.[10] A disfunção microvascular coronariana indica uma regulação anormal da microcirculação coronariana. Avaliações por meio de exames de imagem têm demonstrado que a PsO parece impactar precocemente o compartimento vascular, mesmo antes do desenvolvimento de DCV, causando alterações subclínicas típicas.[10]

Estudos com tomografia computadorizada para quantificar a calcificação da artéria coronária como biomarcador de aterosclerose coronária, análise da reserva de fluxo coronariano por ecocardiografia transtorácica com estímulo hiperêmico induzido por adenosina, ou ainda a medição da rigidez arterial, determinada pela velocidade da onda de pulso carótida-femoral e carótida-radial, têm sido avaliados e estudados como forma de verificar precocemente danos vasculares em pacientes com psoríase.[10]

A psoríase moderada a grave tem sido frequentemente associada à síndrome metabólica (MetS), que representa um conjunto de fatores de risco, incluindo obesidade e hipertensão, além de dislipidemia e resistência à insulina, relacionadas a um risco elevado de diabetes tipo 2 e DCV.[3,5] Estudos epidemiológicos destacam a prevalência de MetS em 20%-50% dos pacientes psoriásicos, em comparação com indivíduos saudáveis,[9] o que é comumente observado na prática clínica. Além disso, o tabagismo e o consumo de álcool, fatores de risco cardiovasculares bem conhecidos, têm uma prevalência aumentada em pacientes com psoríase.[2,7]

Os pacientes com psoríase devem ser orientados quanto ao risco cardiovascular e acompanhados por médicos de cuidados primários ou cardiologistas. Além disso, a psoríase tem um impacto negativo na qualidade de vida, tanto física quanto emocional, comparável a outras doenças sistêmicas.[1] É comum observar que pacientes com doenças dermatológicas tendem a se esconder sob roupas e acessórios, e muitos não conseguem lidar bem com a exposição da doença no dia a dia, principalmente quando as lesões são disseminadas.

Pacientes com psoríase apresentam aumento do risco de depressão, ansiedade e suicídio em comparação à população geral.[1,7] Alguns estudos sugerem que respostas inflamatórias desempenham um papel importante na fisiopatologia da depressão. O sofrimento psicológico pode influenciar tanto o desencadeamento quanto os resultados do tratamento da psoríase. A avaliação dos aspectos psicológicos da psoríase, incluindo humor, ideação suicida, uso de drogas e função sexual, deve ser realizada juntamente com o exame físico.

Por se tratar de uma doença inflamatória, o bloqueio das vias inflamatórias representa o principal alvo terapêutico. Atualmente, preconiza-se iniciar o tratamento com medicações clássicas, como fototerapia, metotrexato, acitretina ou ciclosporina, dependendo da extensão da doença, da presença ou não de artrite psoriásica e de outras comorbidades. Na contraindicação ou na ausência de eficácia dessas terapêuticas, os medicamentos biológicos, que são mais específicos e eficazes, podem ser indicados.

Mensagens finais: a psoríase é atualmente considerada um fator de risco independente para aterogênese, cardiopatia isquêmica e eventos cardiovasculares, além de estar associada a outras comorbidades clínicas e psiquiátricas. Dessa forma, trata-se de uma doença que requer atenção multidisciplinar. Estudos imunogenéticos, assim como exames laboratoriais e de imagem, estão sendo cada vez mais realizados para possibilitar o diagnóstico precoce desses eventos, além de promover um melhor entendimento e manejo terapêutico dos pacientes.

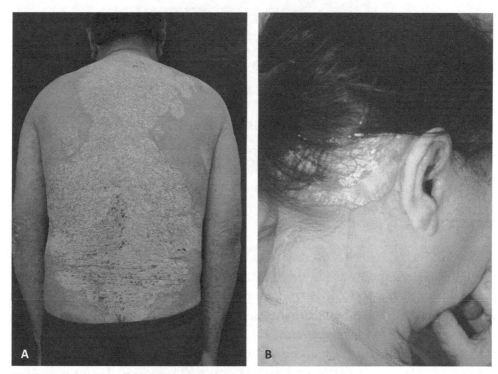

Figura 19.1. (A e B) Psoríase em placas.

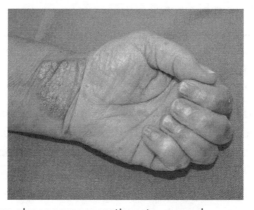

Figura 19.2. Psoríase em placas com acometimento ungueal.

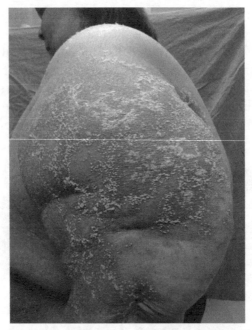

Figura 19.3. Psoríase pustulosa: eritema e edema, encimadas por pústulas.

XANTOMAS

Os xantomas são dermatoses raras que podem estar associadas a alterações no metabolismo das lipoproteínas e, portanto, serem manifestações de doenças sistêmicas. O reconhecimento dos xantomas pode levar à detecção de uma variedade de doenças, como dislipidemias, diabetes, pancreatite, hipotireoidismo, problemas hepáticos colestáticos, insuficiência renal e doenças linfoproliferativas. A detecção precoce de xantomas no paciente e a identificação de anormalidades lipoproteicas em seus familiares podem prevenir a ocorrência e a progressão da aterosclerose e de outras complicações. O dermatologista pode contribuir para o diagnóstico de xantomas e das doenças subjacentes.

Os xantomas podem se desenvolver no contexto de uma alteração na síntese e catabolismo das lipoproteínas ou como resultado de disfunção celular local. Podem ser idiopáticos, hereditários, secundários a doenças sistêmicas ou medicações, ou relacionadas a doenças hematológicas.[11,12]

Sob o ponto de vista histopatológico, os xantomas são aglomerados de histiócitos que adquirem o aspecto espumoso pelo depósito de lipídeos que ocorre no seu interior, localizadas no tecido conjuntivo da pele, tendões e fascia.[11,12]

A transformação de macrófagos ocorre quando estes captam lipoproteínas modificadas oxidativamente, especialmente LDL, por meio de receptores específicos.

Outro mecanismo de formação de células espumosas é a fagocitose de agregados de LDL ou complexos de LDL por anticorpos. A origem dos xantomas é semelhante ao desenvolvimento do estágio inicial de uma lesão aterosclerótica.[11]

A classificação dos xantomas é complexa, pois, além das manifestações clínicas, deve-se levar em conta as características genéticas e as consequentes alterações metabólicas de cada subtipo. Clinicamente, podem ser classificados como: xantomas eruptivos, xantoma tuberoso, xantoma tendinoso, xantoma plano, xantoma estriado e xantelasma.[11] Em aproximadamente metade dos casos, ocorrem na ausência de hipertrigliceridemia e hipercolesterolemia.[12] Clinicamente, podem manifestar-se como pápulas, placas ou nódulos na pele, tendões e fáscia.

O xantoma eruptivo é caracterizado por uma erupção repentina de pápulas amareladas de 1-4 mm de diâmetro, de forma disseminada (nádegas, face posterior das coxas, cotovelos e região lombar), que surgem dentro de três semanas após o aumento dos triglicerídeos plasmáticos. Os xantomas eruptivos estão causalmente associados à hipertrigliceridemia grave (TG >11,2 mmol/L), podendo sinalizar a síndrome quilomicronêmica, pancreatite aguda ou diabetes *mellitus* tipo II.[12,13]

Os xantomas tendinosos e tuberosos são característicos da hipercolesterolemia familiar (HF) autossômica dominante. São nódulos planos ou elevados, amarelados, que variam de 3 milímetros a vários centímetros de tamanho. Eles se manifestam principalmente na pele sobre as articulações (cotovelos, joelhos, articulações das mãos e dos pés) ou nas nádegas. Os xantomas tendinosos podem se infiltrar difusamente nos tendões, enteses, ligamentos, fáscia e periósteo. Xantomas tuberosos podem ocorrer em pacientes com hipercolesterolemia autossômica dominante, disbetalipoproteinemia familiar, β-sitosterolemia ou xantomatose cerebrotendinosa, e raramente em casos de dislipoproteinemias secundárias, como síndrome nefrótica ou hipotireoidismo.[12]

Os xantomas planos difusos formam faixas amarelas a alaranjadas ou placas na derme, geralmente afetando a pele das axilas, pescoço, ombros ou nádegas. Este é um tipo raro de xantoma, geralmente não relacionado à dislipidemia. Esse achado pode alertar para a presença de gamopatia monoclonal ou distúrbios linfoproliferativos.[12]

No xantoma estriado palmar, observam-se estruturas planas e alongadas, de coloração amarelada a laranja, em linhas de flexão palmar. Esse tipo de xantoma está relacionado à disbetalipoproteinemia primária. Às vezes, pode ser encontrado em pacientes com diabetes *mellitus* recém-diagnosticado, hipotireoidismo ou cirrose biliar primária.[12]

O xantelasma palpebral (Figura 19.4) é o tipo mais comum de xantoma cutâneo e apresenta-se como pequenas placas amareladas e planas localizadas nas pálpebras superiores (em 70%) ou inferiores. O xantelasma ocorre mais comumente em indivíduos acima dos cinquenta anos de idade e apenas metade desses pacientes apresenta hipercolesterolemia.

O xantogranuloma necrobiótico é uma rara doença granulomatosa progressiva que se manifesta como múltiplas placas e nódulos amarelo-alaranjados, vermelho--acastanhados ou azul-violeta. Os locais de predileção são as regiões periorbitais, mas a condição pode se manifestar em qualquer parte da cabeça, pescoço e tronco. O xantogranuloma necrobiótico geralmente está associado à normolipidemia, mas pode sinalizar gamopatia monoclonal ou neoplasias linfoproliferativas.[12,13]

Os xantomas podem sinalizar dislipidemias graves, comuns e raras, bem como um risco aumentado para doenças metabólicas, cardiovasculares e tumorais, e requerem investigação adicional. O tratamento dos xantomas consiste no controle das dislipidemias, com a associação de dieta e agentes hipolipemiantes e, em algumas formas, tratamentos cirúrgicos ou ablativos com agentes cáusticos e *laser*.

Tabela 19.1. Xantomas nas várias formas de dislipidemias

Classificação	Defeito molecular	Herança	Tipo do xantoma
HF	LDLR	AD	Tendinoso
DBF	APOB	AD	Tuberoso
HF3	PCSK9	AD	Xantelasma/ Arcus lipoides corneae
Betasitosterolemia	ABCG5/ABCG8	AR	Tendinoso
XCT	CYP27A	AR	Tuberoso
HLP tipo III	E2/E2	AR	Estriado palmar eruptivo
Hiperquilomicronemia familiar	LPL, GPIHBP1, APO AV, APO CII	AR	Eruptivo
HTG familiar	?	AD	Eruptivo
HTG grave	?	AD	Eruptivo
HCP	?	Poligênica	Xantelasma
CHF	?	AD, poligênica	*Arcus lipoides corneae*

HF: hipercolesterolemia familiar; DBF: defeito familiar da apolipoproteína B-100; HF3: hipercolesterolemia não HF/não DBF; HLP tipo III: hiperlipoproteinemia tipo III (dis-β-lipoproteinemia primária/familiar); XCT: xantomatose cerebrotendínea; HTG grave: hipertrigliceridemia grave; HCP: hipercolesterolemia poligênica; LDLR: gene para receptor de LDL; APOB: gene para apolipoproteína B-100; PCSK9: gene para proproteína convertase subtilisina/kexina 9; LPL: gene para lipoproteína lipase; APOC-II: gene para apolipoproteína C-II; AD: autossômica dominante; AR: autossômica recessiva; hm: homozigoto; ht: heterozigoto; DLP: dislipoproteinemia; CHF: hiperlipidemia combinada familiar.

Adaptada de Zak A, Zeman M, Slaby A, Vecka M. Xanthomas: clinical and pathophysiological relations. Biomed Pap Med Fac Univ Palacky Olomouc Czech Repub. 2014;58(2):181-8.

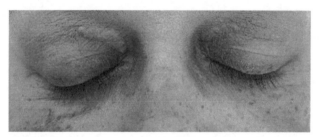

Figura 19.4. Xantelasma palpebral.

Referências

1. Nestle FO, Kaplan DH, Barker J. Psoriasis. *N Engl J Med*. 2009;361(5):496-509.
2. Toussirot E, Gallais-Serezal I, Aubin F. The cardiometabolic conditions of psoriatic disease. *Front Immunol*. 2022;13:970371.
3. Piaserico S, Orlando G, Messina F. Psoriasis and Cardiometabolic Diseases: shared genetic and molecular pathways. *Int J Mol Sci.* 2022;23:9063.
4. Gisondi P, Bellinato F, Girolomoni G, et al. Pathogenesis of chronic plaque psoriasis and its intersection with cardio-metabolic comorbidities. *Front Pharmacol*. 2020;11:117.
5. Egeberg A, Gisondi P, Carrascosa JM, et al. The role of the interleukin-23/Th17 pathway in cardiometabolic comorbidity associated with psoriasis. *J Eur Acad Dermatol Venereol*. 2020;34(8):1695-706.
6. Liu C, Chen H, Liu Y, et al. Immunity: Psoriasis comorbid with atherosclerosis. *Front Immunol*. 2022;13:1070750.
7. Armstrong AW, Read C. Pathophysiology, clinical presentation, and treatment of psoriasis: A review. *Jama*. 2020;323(19):1945-60.
8. Branisteanu DE, Nicolescu AC, Branisteanu DC, et al. Cardiovascular comorbidities in psoriasis (review). *Exp Ther Med*. 2022;23(2):152.
9. Libby P, Buring JE, Badimon L, et al. Atherosclerosis. *Nat Rev Dis Primers*. 2019;5(1):56.
10. Orlando G, Molon B, Viola A, et al. Psoriasis and Cardiovascular Diseases: An Immune-Mediated Cross Talk? *Front Immunol*. 2022;24 (13):868277.
11. Parker F. Xanthomas and hyperlipidemias. *J Am Acad Dermatol*. 1985;13(1):1-30.
12. Zak A, Zeman M, Slaby A, et al. Xanthomas: clinical and pathophysiological relations. *Biomed Pap Med Fac Univ Palacky Olomouc Czech Repub*. 2014;58(2):181-8.
13. Stark M, Stuart J. Eruptive xanthoma in the setting of hypertriglyceridemia and pancreatitis. *Am J Emerg Med*. 2018; 36(8):1524.e5-1524.e7.

20

Angiologia

Valter Castelli Júnior
Vanessa Prado dos Santos
Bruno Maltese Zuffo

INTRODUÇÃO

É de extrema importância o conhecimento sobre os mecanismos que interferem na manutenção do fluxo sanguíneo arterial para os diferentes órgãos e segmentos corporais, pois a população mundial está envelhecendo e a incidência da doença aterosclerótica aumenta com a maior expectativa de vida.

No Brasil, de acordo com o Instituto Brasileiro de Geografia e Estatística (IBGE), enquanto em 1980, a cada mil pessoas que chegavam aos 60 anos, 304 atingiam os 80 anos, em 2019 esse número aumentou para 604 pessoas. A expectativa de vida chegou a 76,6 anos em 2019 (73,1 anos para os homens e 80,1 anos para as mulheres).[1]

Globalmente, a principal causa de mortalidade é a doença cardiovascular, sendo as duas primeiras causas de óbito a doença isquêmica do coração (DCI) e o acidente vascular cerebral (AVC), entre os grupos etários de 50 a 74 anos e 75 anos ou mais.[2] A DCI, o AVC e a doença arterial periférica (DAP) têm como principal etiologia a aterosclerose, que pode acometer os diferentes territórios arteriais, levando à isquemia.[3,4]

É importante salientar a diferença entre os termos arteriosclerose e aterosclerose, que, por vezes, são usados como sinônimos, mas têm expressões patológicas distintas.[5] A arteriosclerose é um termo mais genérico que compreende todas as lesões que promovem o enrijecimento da parede arterial, como a aterosclerose, a arteriolosclerose e a esclerose calcificante da média de Monckeberg.[5] Já aterosclerose é uma doença inflamatória crônica, envolvendo tanto a imunidade inata quanto a adaptativa, e está relacionada a fatores de risco modificáveis e não modificáveis.[5-7] Dentre os principais fatores de risco, estão a idade avançada, o diabetes *mellitus* (DM), a hipertensão arterial sistêmica (HAS), o tabagismo e a dislipidemia.[8,9]

Por ser considerada uma doença sistêmica, com possível comprometimento de múltiplos territórios, muitas vezes simultaneamente – como o território coronariano, carotídeo e as artérias das extremidades – torna-se primordial compreendermos a interface existente entre esses territórios.[9]

Os eventos agudos e crônicos relacionados à obstrução arterial aterosclerótica podem ser prevenidos ou minimizados com a boa prática diagnóstica e terapêutica, melhorando a qualidade de vida e reduzindo a mortalidade.

A cirurgia cardiovascular é uma especialidade que, muitas vezes, impõe tratamentos cirúrgicos de alta complexidade a pacientes com obstruções arteriais de natureza aterosclerótica, o que requer uma avaliação adequada das funções cardíaca, pulmonar, hepática e renal, com o objetivo de diminuir o risco de complicações perioperatórias. Portanto, neste capítulo, abordaremos de forma breve as intervenções relacionadas à nossa especialidade e suas relações com os aspectos cardiológicos.

DOENÇA ARTERIAL PERIFÉRICA

Definimos como sendo a oclusão de artérias das extremidades, sobretudo dos membros inferiores, que diminui o aporte de oxigênio aos tecidos. O número absoluto de pessoas com diagnóstico de doença arterial periférica aumentou 72,5% entre 1990 e 2019, chegando a 113.443.017 casos no mundo.[8] Os principais fatores de risco modificáveis associados à mortalidade pela DAP foram a hiperglicemia, a pressão arterial sistólica elevada e o tabagismo.[8] Globalmente, houve um aumento de 145,5% no número de óbitos associados à DAP, chegando a 74.063 óbitos em 2019.[8] A literatura sugere uma prevalência semelhante entre homens e mulheres, ou até uma maior prevalência de DAP entre as mulheres, considerando as estatísticas globais.[8,9]

Inicialmente, a DAP pode ser assintomática ou se manifestar clinicamente através do sintoma denominado claudicação intermitente (dor ao deambular, ao esforço físico/caminhada, que cessa com o repouso), dor em repouso e, em uma fase mais avançada, a chamada isquemia crítica crônica de membro inferior, representada por ulcerações isquêmicas e necrose, muitas vezes colocando em risco a viabilidade do membro.[10] A perda do membro ou amputação é a complicação mais temida, impactando diretamente na qualidade de vida dos pacientes, induzindo mudanças no estilo de vida, relacionadas à limitação funcional imposta pela doença.[11,12] Assim, o exame físico desses pacientes é de suma importância, pois a palpação dos pulsos das extremidades, na maioria das vezes, indica o segmento arterial comprometido pela DAP.[13]

O Índice Tornozelo/Braquial (ITB) é o exame de primeira linha para o diagnóstico da DAP e consiste na relação entre a pressão sistólica das artérias ao nível do tornozelo e a artéria braquial. Sua aferição costuma ser realizada por angiologistas e cirurgiões vasculares, e demanda o uso de aparelho de ultrassom portátil.[9] O ITB é um método diagnóstico não invasivo, e valores iguais ou menores que 0,9 (≤0,9) indicam o diagnóstico da DAP, com sensibilidade acima de 80%.[9,14] O ITB também é um marcador de doença aterosclerótica sistêmica, estando associado a um maior risco cardiovascular.[14] Um ITB ≤ 0,90, bem como valores aberrantes (>1,4), estão associados a um maior risco de eventos cardiovasculares.[14] A mensuração do ITB está indicada na suspeita clínica de DAP, em pacientes com fatores de risco para aterosclerose e em homens e mulheres com mais de 65 anos.[14]

Em casos mais graves, de isquemia crítica crônica de membros, frequentemente são utilizados métodos de imagem complementares, como a ultrassonografia arterial com Doppler, a angiorressonância, a angiotomografia ou mesmo um exame mais invasivo, a arteriografia digital (Figura 20.1), pois esses pacientes são candidatos a tratamento cirúrgico, e as imagens nos fornecem a exata localização, extensão e características das lesões obstrutivas, permitindo assim definir a melhor técnica cirúrgica, como as angioplastias (com ou sem liberação de *stent*) ou cirurgia convencional aberta (pontes).[11,12,15] Esses pacientes costumam ser considerados de alto risco cirúrgico, não só por terem, na maioria das vezes, idade avançada, mas também pelas comorbidades e fatores de risco associados à doença aterosclerótica, como HAS, DM e tabagismo. A avaliação cardíaca se impõe, e não é insignificante o achado de fração de ejeção cardíaca abaixo dos valores de referência no ecodopplercardiograma, mesmo em pacientes sem sintomas coronarianos aparentes. Nestes casos, se não houver urgência na intervenção vascular pela eminência de perda do membro, a cinecoronariografia se impõe e pode permitir o tratamento adequado das lesões coronarianas por angioplastias, sobretudo nos pacientes considerados triarteriais. Isso se torna mais imperioso se o segmento aortoilíaco for o foco da intervenção vascular convencional, em que a laparotomia é necessária, como nos casos de correção de oclusão aortoilíaca e aneurisma de aorta infrarrenal, em que as alterações hemodinâmicas intraoperatórias são maiores e mais frequentes. Tal logística de conduta traz benefícios aos pacientes e pode reduzir as complicações cardíacas perioperatórias.

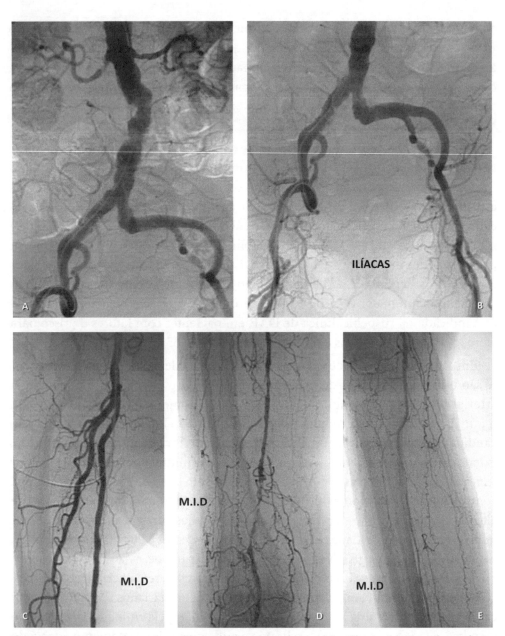

Figura 20.1. Imagem de angiografia digital da aorta, das artérias ilíacas e do membro inferior direito, evidenciando múltiplas irregularidades, estenoses e obstruções compatíveis com doença arterial periférica (DAP). **(A)** Aorta infrarrenal e artérias ilíacas. **(B)** Artérias ilíacas comuns, internas e externas. **(C)** Artérias femorais comum, superficial e profunda. **(D)** Artéria femoral superficial (distal). **(E)** Artérias infrapoplíteas.

Para os pacientes claudicadores, a base terapêutica inicial é clínica e sustentada pelo uso de antiagregantes plaquetários (AAS-100 a 200 mg/dia e/ou Clopidogrel-75 mg/dia), vasodilatadores arteriais (Pentoxifilina ou, mais recentemente, o Cilostazol-100 a 200 mg/dia em duas doses diárias) e medicamentos antilipêmicos (estatinas, associadas ou não a ezetimiba). A finalidade é evitar eventos cardiovasculares agudos (mecanismos trombóticos), estimular o desenvolvimento da circulação colateral e estabilizar a placa aterosclerótica. Lembramos que o objetivo do uso das estatinas é diminuir o LDL colesterol sanguíneo a níveis próximos de 50 mg/dL, como determinam as diretrizes de associações nacionais e internacionais.[11,12,15]

Mais recentemente, os inibidores da PCSK9 demonstraram eficácia relevante com esse propósito, sendo uma alternativa para pacientes refratários às estatinas ou com efeitos colaterais não controlados.

O estudo multicêntrico COMPASS, que incluiu pacientes com doença coronariana, mas também uma parcela concomitante de DAP e estenose carotídea, destacou o benefício do uso de anticoagulante oral (Rivaroxabana) em baixa dose, 2,5 mg, 2 vezes/dia, no qual houve uma diminuição significativa de amputações maiores e de AVCI.[16]

Mudança de hábitos, como a cessação do tabagismo e o controle das comorbidades (HAS e DM), são essenciais para evitar o avanço da doença aterosclerótica periférica.[16] O incentivo à deambulação e/ou a programas de exercício físico supervisionado tem trazido melhora no tempo e na distância de claudicação. Portanto, deve-se orientar o paciente a estender sua caminhada o máximo possível, além da claudicação, pois o regime de hipóxia libera óxido nítrico, que por si só tem efeito vasodilatador.[15]

DOENÇA CAROTÍDEA EXTRACRANIANA E VERTEBROBASILAR

O acidente vascular cerebral (AVC) corresponde à segunda causa de mortes no mundo, atrás apenas da doença coronariana.[2] Quando nos referimos às isquemias cerebrais, quer seja ataque isquêmico transitório (AIT – sintomas neurológicos que regridem nas primeiras 24 horas) ou a acidente vascular cerebral isquêmico (AVCI – sintomas que persistem por mais de 24 horas e deixam impressão isquêmica em exames de imagem, como tomografia e ressonância craniana), três fontes de origem são plausíveis: fonte cardiogênica, fontes das artérias intracranianas e fontes das artérias carotídeas e vertebrais no segmento cervical.

O processo aterosclerótico ao nível do bulbo carotídeo ou dos troncos arteriais maiores supra-aórticos representa 25% de todos os eventos isquêmicos cerebrais.[17,18] O mecanismo mais frequente a causar sintomas é a migração de trombos e/ou debris formados no local da placa aterosclerótica, promovendo a obstrução de vasos intracranianos. Os fatores de risco já citados anteriormente como dislipidemia, hipertensão arterial, diabetes *mellitus* e doença renal crônica, têm relação direta na formação de placas ateroscleróticas nesta região, pelo contínuo estímulo da lesão endotelial e pelo estresse oxidativo. Sendo assim, a instabilidade da placa é o que determina o maior risco para o paciente. Porém, ainda há grande limitação na detecção fidedigna de sinais de instabilidade em exames de imagens disponíveis.

Existem dois estudos-chave no manejo da doença carotídea, o ECST e o NASCET, e ambos preconizam métodos para identificar e quantificar o grau de estenose carotídea.[17,18] Em nosso serviço, na Santa Casa de São Paulo, realizamos ao menos dois exames de imagens para o estudo adequado das artérias da região cervical: a ultrassonografia com Doppler carotídeo-vertebral, que é considerada um exame não invasivo de triagem, e a angiotomografia cervical e intracraniana, que fornece um maior detalhamento das lesões, do ponto de vista do grau de estenose, sobretudo ao nível do bulbo carotídeo e da anatomia arterial. A partir de parâmetros objetivos, é possível mensurar o grau de acometimento da carótida, como a velocidade do pico sistólico ao Doppler e a relação da mensuração do diâmetro da luz arterial carotídea e da placa aterosclerótica.

Habitualmente, são candidatos a tratamento cirúrgico pacientes sintomáticos com estenose entre 50% e 69% na origem da carótida interna e pacientes com estenose maior que 70%, quer sejam sintomáticos ou assintomáticos. Consideramos pacientes sintomáticos aqueles que tenham apresentado algum evento neurológico nos últimos 6 meses, seja um AIT ou AVCI. Assintomáticos com estimativa de estenose menor que 70% devem ser tratados clinicamente, mesmo que haja comprometimento bulbar contralateral em proporções semelhantes. Os pacientes assintomáticos devem ser, portanto, acompanhados clinicamente com exame de imagem não invasivo anual, observando-se eventual progressão da placa aterosclerótica.[19,20] Conjuntamente, mantém-se o tratamento medicamentoso com antiagregante plaquetário e uso de estatina, com a finalidade de se atingir níveis de LDL colesterol de 50 mg/dL ou até mesmo abaixo. Para isso, muitas vezes lançamos mão das estatinas mais potentes, como Atorvastatina e Rosuvastatina. A cessação do tabagismo, o controle das comorbidades e a mudança no estilo de vida são orientações importantes e que agregam benefícios.

Uma vez indicado o tratamento cirúrgico carotídeo, a escolha da técnica dependerá de parâmetros anatômicos, clínicos e da experiência da equipe de cirurgia vascular. Em pescoço hostil (bifurcação alta, procedimentos anteriores cervicais, radioterapia local) e risco cirúrgico alto, opta-se pelo tratamento endovascular com angioplastia, liberação de *stent* e sempre com dispositivo de proteção cerebral, para evitar microembolizações intracranianas. Em pacientes mais jovens, com risco cirúrgico médio ou baixo, placas consideradas imaturas ou com outras lesões (troncos proximais), além de arco aórtico muito angulado, em que a navegação arterial com fios-guias, catéteres, dispositivos de filtro e *stent* será perigosa, opta-se por cirurgia convencional aberta do tipo endarterectomia clássica.

De forma geral, a literatura científica médica preconiza na atualidade a endarterectomia como padrão-ouro. Aceita-se como prerrogativa de bom resultado cirúrgico uma morbimortalidade (morte, AVC e infarto agudo do miocárdio) de até 3% nos pacientes assintomáticos e de até 6% nos sintomáticos, o que já traria benefício ao longo dos anos quando comparado ao tratamento medicamentoso isolado. No entanto, uma reflexão mais profunda é necessária em pacientes que apresentam simultaneamente estenose carotídea e doença coronariana, no sentido de optarmos primeiramente por uma ou outra intervenção, ou até mesmo por ambas no mesmo ato cirúrgico. A sequência depende da apresentação clínica e da experiência institucional. Para pacientes com estenose carotídea sintomática de 50% a 99%, sugere-se a endarterectomia carotídea antes ou concomitante à revascularização do miocárdio, para potencialmente reduzir o risco de acidente vascular cerebral e/ou morte. Também em paciente com estenose carotídea assintomática bilateral grave (70% a 99%) ou estenose carotídea grave com oclusão de carótida contralateral, procede-se da mesma forma. Ambas as recomendações nas diretrizes da Sociedade para Cirurgia Vascular Americana (Society for Vascular Surgery (SVS) Clinical Practice Guidelines 2022) especificam um grau de recomendação fraco e um Nível de Evidência C (opinião de especialistas e/ou registro de procedimentos).[20]

Em alguns serviços, a escolha entre endarterectomia carotídea e angioplastia com *stent* é determinada pelo momento do procedimento, pela necessidade de anticoagulação ou terapia antiplaquetária, pela anatomia do paciente e pelas condições clínicas. Aproximadamente 135.000 intervenções são realizadas anualmente nos EUA na bifurcação carotídea, sendo aproximadamente 90% em pacientes assintomáticos do ponto de vista neurológico.[20] Isso demonstra claramente que se trata de uma intervenção preventiva com o intuito de evitar AVCI ou óbito. Nessa mesma avaliação, registrou-se apenas 11% de procedimentos de angioplastia. A mensagem final é que a doença aterosclerótica deve ser encarada como uma enfermidade muito incidente, que acomete indivíduos em faixas etárias mais avançadas e que traz grandes riscos para a saúde cardiovascular, quando não devidamente diagnosticada e tratada.[20]

CONCLUSÃO

A literatura aponta a doença cardiovascular como a principal causa de morte em todo o mundo, sendo os dois diagnósticos mais frequentes a doença cardíaca isquêmica (infarto agudo do miocárdio) e o acidente vascular encefálico (AVE).

Portanto, as intervenções cirúrgicas em território carotídeo e nos membros inferiores implicam avaliações objetivas coronarianas, visando minimizar complicações intra e pós-operatórias e, assim, garantir uma visão clínica e ampla da doença aterosclerótica, trazendo maiores benefícios aos pacientes.

PONTOS-CHAVE

1. A aterosclerose é uma doença inflamatória crônica com participação de ambos os componentes da imunidade, inata e adaptativa, em sua gênese.

2. Os fatores de risco para o comprometimento coronariano, carotídeo e arterial periférico são os mesmos fatores de risco da aterosclerose.

3. As oclusões arteriais periféricas crônicas se manifestam inicialmente com claudicação intermitente em extremidades e podem evoluir para isquemia crítica, colocando em risco a viabilidade do membro e a vida do paciente.

4. As revascularizações com abordagem do setor aortoilíaco requerem investigação prévia dos territórios carotídeo e coronariano.

5. Estenoses ateroscleróticas na bifurcação carotídea superiores a 50% são preocupantes e, se sintomáticas, devem ser tratadas cirurgicamente, a depender das condições clínicas. Estenoses carotídeas assintomáticas acima de 70% são potenciais candidatas a intervenção cirúrgica preventiva para AVC isquêmico.

6. Sempre que possível, investigar o setor coronariano, considerando a elevada concomitância de lesões em diferentes segmentos arteriais.

7. O tratamento clínico deve ser mantido em todos os casos, independentemente de o paciente realizar a revascularização ou não.

REFERÊNCIAS

1. IBGE – Instituto Brasileiro de Geografia e Estatística. Expectativa de vida dos brasileiros aumenta 3 meses e chega a 76,6 anos em 2019 | Agência de Notícias – IBGE 2020. Disponível em: https://agenciadenoticias.ibge.gov.br/agencia-noticias/2012-agencia-de-noticias/noticias/29505-expectativa-de-vida-dos-brasileiros-aumenta-3-meses-e-chega-a-76-6-anos--em-2019. Acesso em: July 24, 2023.

2. Vos T, Lim SS, Abbafati C, et al. Global burden of 369 diseases and injuries in 204 countries and territories, 1990–2019: a systematic analysis for the Global Burden of Disease Study 2019. *The Lancet*. 2020;396:1204-22.

3. Rutherford's Vascular Surgery and Endovascular Therapy, E-Book. Disponível em: https://www.store.elsevierhealth.com/asia/rutherfords-vascular-surgery-and-endovascular-therapy-e-book-9780323581301.html. Acesso em: July 24, 2023.

4. Brito CJ de, Silva RM da, Araújo EL de. *Cirurgia vascular: Cirurgia endovascular – Angiologia*. Rio de Janeiro: Thieme Revinter; 2020.

5. Santos VP dos, Pozzan G, Castelli Júnior V, et al. Arteriosclerose, aterosclerose, arteriolosclerose e esclerose calcificante da média de Monckeberg: qual a diferença? *J Vasc Bras.* 2021;20:e20200211.

6. Lusis AJ. Atherosclerosis. *Nature.* 2000;407:233-41.

7. Libby P, Ridker PM, Hansson GK. Inflammation in Atherosclerosis: From Pathophysiology to Practice. *J Am Coll Cardiol.* 2009;54:2129-38.

8. Lin J, Chen Y, Jiang N, et al. Burden of Peripheral Artery Disease and Its Attributable Risk Factors in 204 Countries and Territories From 1990 to 2019. *Front Cardiovasc Med.* 2022;9:868370.

9. Aday AW, Matsushita K. Epidemiology of Peripheral Artery Disease and Polyvascular Disease. *Circ Res.* 2021;128:1818-32.

10. Conte MS, Bradbury AW, Kolh P, et al. Global vascular guidelines on the management of chronic limb-threatening ischemia. *Eur J Vasc Endovasc Surg.* 2019;58:S1-S109.e33.

11. Campia U, Gerhard-Herman M, Piazza G, et al. Peripheral Artery Disease: Past, Present, and Future. *Am J Med.* 2019;132:1133-41.

12. Morley RL, Sharma A, Horsch AD, et al. Peripheral artery disease. *BMJ.* 2018;360:j5842.

13. Santos VP dos, Cerutti CI, Alencar MJC, et al. Influência dos fatores de risco para aterosclerose na distribuição anatômica da doença arterial periférica em pacientes com isquemia crônica crítica de membros: um estudo transversal. *J Vasc Bras.* 2023;22:e20230014.

14. Aboyans V, Ricco J-B, Bartelink M-LEL, et al. 2017 ESC Guidelines on the Diagnosis and Treatment of Peripheral Arterial Diseases, in collaboration with the European Society for Vascular Surgery (ESVS): Document covering atherosclerotic disease of extracranial carotid and vertebral, mesenteric, renal, upper and lower extremity arteriesEndorsed by: the European Stroke Organization (ESO)The Task Force for the Diagnosis and Treatment of Peripheral Arterial Diseases of the European Society of Cardiology (ESC) and of the European Society for Vascular Surgery (ESVS). *Eur Heart J.* 2018;39(9):763-816.

15. Firnhaber JM, Powell CS. Lower Extremity Peripheral Artery Disease: Diagnosis and Treatment. *Am Fam Physician.* 2019;99:362-9.

16. Anand SS, Caron F, Eikelboom JW, et al. Major Adverse Limb Events and Mortality in Patients With Peripheral Artery Disease: The COMPASS Trial. *J Am Coll Cardiol.* 2018;71:2306-15.

17. Qian S, You S, Sun Y, et al. Remnant Cholesterol and Common Carotid Artery Intima-Media Thickness in Patients With Ischemic Stroke. *Circ Cardiovasc Imaging.* 2021;14:e010953.

18. Saba L, Nardi V, Cau R, et al. Carotid Artery Plaque Calcifications: Lessons From Histopathology to Diagnostic Imaging. *Stroke.* 2022;53:290-7.

19. Hackam DG. Optimal Medical Management of Asymptomatic Carotid Stenosis. *Stroke.* 2021;52:2191-8.

20. AbuRahma AF, Avgerinos ED, Chang RW, et al. Society for Vascular Surgery clinical practice guidelines for management of extracranial cerebrovascular disease. *J Vasc Surg.* 2022;75:4S-22S.

21

Geriatria: Idoso e Doenças Cardiovasculares

Renato Moraes Alves Fabbri

INTRODUÇÃO

O envelhecimento humano é um fenômeno universal. Atualmente, existem cerca de 1,1 bilhão de idosos no mundo, correspondendo a aproximadamente 12,3% da população mundial, com estimativa de praticamente dobrar essa população até 2050.[1]

O Brasil possui uma população de 215 milhões de habitantes, dos quais 33 milhões são idosos, representando 15% do total.

É importante ressaltar que não basta apenas o envelhecimento cronológico; é necessário promover uma boa qualidade de vida entre os gerontes, ou seja, um envelhecimento saudável. Devido à sua relevância, a Assembleia Geral das Nações Unidas declarou, em dezembro de 2020, o período de 2021 a 2030 como a Década do Envelhecimento Saudável, com a implementação de medidas em diferentes setores para melhorar a vida dos idosos, de suas famílias e de suas comunidades.[2] Nesse contexto, o controle das doenças crônico-degenerativas, assume grande importância, destacando-se entre elas as doenças cardiovasculares, que apresentam alta prevalência entre os idosos.

ENVELHECIMENTO E DOENÇA

O envelhecimento é caracterizado pela diminuição progressiva da reserva fisiológica de todos os sistemas orgânicos, com consequente alteração da homeostase, tornando o indivíduo mais vulnerável a condições patológicas. Trata-se de um processo natural que ocorre de forma heterogênea, com variações no declínio entre diferentes indivíduos.

Além do processo fisiológico, condições patológicas associadas podem acelerar o declínio funcional. Com o envelhecimento, aumenta a prevalência de doenças crônico-degenerativas (doenças crônicas não transmissíveis), sendo muito frequente a multimorbidade (duas ou mais doenças crônicas simultâneas). Esse processo pode gerar consequências negativas como maior taxa de mortalidade, hospitalização, custos, perda funcional e redução da qualidade de vida.[3]

Todavia, ainda que as doenças sejam mais frequentes nessa faixa etária, nem sempre estão associadas à dependência funcional. No Brasil, estima-se que 58,3% dos idosos convivem com mais de uma doença crônica, e 34,4% com três ou mais.[4]

ATENDIMENTO AO PACIENTE IDOSO

Inicialmente, é importante ressaltar que envelhecimento e doença não são conceitos iguais. Ou seja, não se deve atribuir, de forma simplista, ao envelhecimento sinais e sintomas que podem fazer parte de uma condição patológica sem realizar uma avaliação adequada.

No atendimento ao idoso, deve-se lembrar que essa população é heterogênea e apresenta peculiaridades em várias etapas, desde a avaliação inicial até a conduta terapêutica.

A presença de um familiar na consulta é importante, principalmente porque pode trazer informações adicionais sobre o paciente e ajudar a compartilhar orientações recebidas. Apresentações atípicas de doenças também são comuns no idoso, manifestando-se de diferentes formas, como quedas, *delirium*, incontinência urinária, astenia, ausência de febre, diminuição da sensibilidade à dor, fibrilação atrial como apresentação inicial de hipertireoidismo, entre outras. Especialmente em pacientes com multimorbidade, é importante e necessária uma avaliação mais abrangente, sendo muito útil a utilização da Avaliação Geriátrica Compacta de 10 minutos, um instrumento multidimensional breve e de fácil aplicação, cujo objetivo é rastrear síndromes geriátricas e prever desfechos adversos.[5]

Quanto à terapêutica farmacológica, devido às alterações na farmacocinética e farmacodinâmica, deve-se ter especial atenção na prescrição de medicamentos, sendo necessário, em alguns casos, ajustar doses ou adequar a medicação.

Estudos mostram que 80%-90% dos idosos utilizam pelo menos um medicamento e que 30%-40% fazem uso da polifarmácia (uso regular de ≥ 5 fármacos), o que aumenta o risco de reaçõesadversas, interações medicamentosas, cascata iatrogênica, internações hospitalares e mortalidade relacionada a medicamentos.[6] Por isso, é essencial realizar reavaliações periódicas das prescrições médicas, com atenção especial ao uso de medicamentos inapropriados, sempre ponderando risco e benefício.

Entre as ferramentas de auxílio, destaca-se o consagrado instrumento Critérios de Beers-Fick, utilizado para detectar medicamentos inapropriados em idosos. Nesse processo de otimização da prescrição médica, também deve ser considerada a desprescrição de fármacos não prioritários.[7,8]

IDOSO E DOENÇAS CARDIOVASCULARES

As alterações cardiovasculares associadas à idade não devem ser atribuídas como patológicas por si só; porém o envelhecimento pode ser considerado um fator de risco independente. Mudanças estruturais e funcionais podem reduzir o limiar de sintomas e limitações funcionais quando sobrepostas a doenças.

A frequência das doenças cardiovasculares aumenta com a idade, sendo a maior causa de mortalidade em indivíduos com 65 anos ou mais. Entre essas doenças destacam-se os distúrbios da pressão arterial, insuficiência cardíaca (IC), doença arterial coronariana (DAC), arritmias, especialmente a fibrilação atrial (FA), e a dislipidemia.[9]

Quanto aos distúrbios da pressão arterial, a hipertensão arterial sistêmica (HAS) é um dos principais fatores de risco modificáveis para eventos vasculares. Contudo, no idoso, deve-se ter atenção especial ao diagnóstico correto. A pseudo-hipertensão é uma condição em que são detectados níveis elevados de pressão arterial (PA) em pacientes assintomáticos e sem lesão de órgãos-alvo. Essa falsa elevação da PA, associada à aterosclerose pode ser detectada pela manobra de Osler, em que a artéria radial permanece palpável após a insuflação do manguito pelo menos 30 mmHg acima do desaparecimento do pulso radial.

Após o diagnóstico correto, é importante destacar que a HAS é uma doença multifatorial, cursa com alta morbidade e contribui para o aumento da taxa de mortalidade. Sua prevalência é alta nos idosos, estimando-se que acometa 65% dos idosos brasileiros.

Quanto à terapêutica, os idosos também se beneficiam de mudanças do estilo de vida, mas, se essas forem insuficientes, o tratamento farmacológico deve ser iniciado. A escolha do fármaco deve ser individualizada, considerando comorbidades associadas, tolerância, custo, disponibilidade da medicação, presença ou não

214 Parte **2** | Clínica Médica no contexto da Cardiologia

de lesões de órgãos-alvo e fatores de risco para aterosclerose. O tratamento habitualmente começa com doses mais baixas, ajustadas progressivamente conforme necessário. De maneira geral, a meta para idosos funcionais com alto risco cardiovascular é PA < 130 x 90 mmHg; para os não funcionais, PA < 150 x 90 mmHg.[10]

Entre os distúrbios da pressão arterial, algumas condições mais frequentes em gerontes devem ser destacadas, como a hipertensão sistólica isolada (HSI), a hipotensão postural (HP) e a hipotensão pós-prandial (HPP).

A HSI é a forma mais comum de hipertensão em idosos. É definida como pressão arterial sistólica (PAS) ≥ 140 mmHg e pressão arterial diastólica (PAD) < 90 mmHg, acompanhada de aumento da pressão de pulso devido à rigidez arterial e à redução da complacência. Ocorre em aproximadamente 15% das pessoas com 60 anos ou mais e é um dos principais fatores de risco para doenças cardiovasculares (DCV), especialmente acidente vascular cerebral. Sua etiologia inclui remodelação vascular e disfunção endotelial. O tratamento anti-hipertensivo é indicado para atingir PAS < 140 mmHg e, se bem tolerada, até < 130 mmHg.[11,12]

A hipotensão ortostática (HO) é definida como uma queda na PAS de pelo menos 20 mmHg e/ou na PAD de pelo menos 10 mmHg após 3 minutos em posição ortostática. É mais comum em idosos, com prevalência de até 26% em pacientes com 65 anos ou mais. Suas principais causas incluem disfunção do sistema nervoso autônomo, diminuição da sensibilidade dos barorreceptores, desidratação e uso de medicamentos, como anti-hipertensivos (diuréticos, bloqueadores do canal de cálcio, vasodilatadores), antidepressivos, antipsicóticos, opiáceos e álcool.

A HO não deve ser considerada acidental nem benigna, pois está associada a aumento das taxas de morbidade e mortalidade. Está ligada a maior risco de doença arterial coronariana, infarto do miocárdio, acidente vascular cerebral, quedas, fraturas e mortes acidentais. Uma redução sustentada da PAS em posição ortostática é um fator de risco independente para morte, com 45% de mortalidade em cinco anos. Portanto, é essencial identificar e corrigir os fatores etiológicos.[13]

A hipotensão pós-prandial (HPP), definida como uma queda ou diminuição de pelo menos 20 mmHg na PA sistólica até duas horas após a refeição, é uma condição com alta prevalência, embora frequentemente subdiagnosticada. Ocorre em até um terço dos idosos, principalmente naqueles mais frágeis e com comorbidades, como diabetes mellitus, doenças cardiovasculares, insuficiência renal e doenças que comprometem o sistema nervoso autônomo, como, por exemplo, a doença de Parkinson.

Embora muitos pacientes possam ser assintomáticos, os sinais e sintomas mais comuns da HPP incluem fraqueza motora, às vezes com incapacidade de ficar em pé, tontura, síncope, quedas, angina do peito, náusea e distúrbios visuais, como "moscas volantes". Há também relatos de ataque isquêmico transitório.

Deve-se sempre suspeitar de HPP nos pacientes de alto risco, realizar o diagnóstico correto e promover as medidas corretivas necessárias.[14]

A insuficiência cardíaca (IC) é uma síndrome clínica cuja prevalência aumenta progressivamente com o envelhecimento, sendo a idade um fator importante tanto nas características clínicas quanto nos fatores prognósticos. Alguns autores chegam a considerá-la uma síndrome geriátrica. Acomete cerca de 20% das pessoas com 75 anos ou mais e representa a principal causa de hospitalização em pacientes com 65 anos ou mais. Sua maior prevalência é provavelmente atribuída a fatores de risco relacionados à idade, como hipertensão, doença arterial coronariana, diabetes e alterações estruturais e funcionais. A insuficiência cardíaca com fração de ejeção preservada (ICFEP) é o tipo mais comum de IC em idosos, estando presente em mais de 70% dos pacientes com idade igual ou superior a 65 anos. A etiologia da IC no idoso é diversa, destacando-se a cardiopatia isquêmica, a hipertensão arterial e as lesões valvares, especialmente da válvula aórtica. O diagnóstico da IC é baseado na anamnese, no exame clínico e nos exames complementares.

Na avaliação inicial, ressalta-se que os sintomas clínicos típicos de IC nem sempre são claros devido à presença simultânea de comorbidades, como limitação física, distúrbio cognitivo e sarcopenia, entre outras. Dentre os exames complementares, destacam-se o ecocardiograma, um instrumento importante, pois permite avaliar a função ventricular, contribuindo para a classificação como ICFER ou ICFEP, bem como identificar lesões estruturais. A dosagem do peptídeo natriurético tipo B (BNP), associada à avaliação clínica, aumenta a acurácia diagnóstica, especialmente na ICFER; porém, na ICFEP, sua baixa especificidade limita o diagnóstico.

Outros exames podem auxiliar no diagnóstico, como a radiografia de tórax (para avaliação de cardiomegalia) e o eletrocardiograma (para identificar bloqueios, sobrecargas e padrões de isquemia).

Na abordagem terapêutica, as medidas não farmacológicas são importantes, mas é fundamental lembrar que a aplicação de diretrizes convencionais, baseadas em ensaios clínicos realizados com populações mais jovens, pode exigir considerações especiais para pacientes idosos. Muitas vezes, essas diretrizes não fornecem recomendações concretas baseadas em evidências para essa faixa etária, podendo implicar em maior risco na sua aplicação.

É essencial considerar como a idade, as comorbidades e as síndromes geriátricas afetam as opções de tratamento, avaliando sempre a melhor alternativa de forma individualizada.[15]

A doença arterial coronariana (DAC) é uma condição frequente nos idosos, associada a alta morbimortalidade; entre os óbitos causados por DAC, 80% ocorrem em indivíduos com idade igual ou superior a 65 anos. Os fatores de risco estão relacionados à aterosclerose, que se acumulam ao longo da vida.

Em comparação com indivíduos mais jovens, os idosos são mais propensos a apresentar lesões coronarianas mais extensas e multiarteriais, com obstrução da coronária esquerda e comprometimento do ventrículo esquerdo, o que contribui para piores desfechos clínicos.

Deve-se ter atenção especial na avaliação clínica, pois os idosos podem apresentar sintomas inespecíficos e vagos, como fadiga, dispneia, náusea, vômito ou dor epigástrica/pós-prandial, em vez das manifestações clássicas da angina de peito. A presença de comorbidades associadas pode dificultar a obtenção de dados históricos, mascarar sintomas ou até mesmo impedir uma investigação adequada.[16]

A conduta terapêutica, tanto na fase crônica quanto na fase aguda da DAC, deve ser avaliada individualmente.[17]

A fibrilação atrial (FA) é a arritmia mais comum na prática clínica, tanto na população geral quanto em pacientes geriátricos. Sua prevalência aumenta com a idade, acometendo 3,7%-4,2% das pessoas entre 60 e 70 anos, podendo atingir 10% a 17% com 80 anos ou mais. A FA resulta de alterações anatômicas, elétricas e funcionais dos átrios. Além das lesões estruturais, a interação com fatores como inflamação e remodelação contribui para o desencadeamento e a manutenção dessa arritmia.

Dentre as condições que podem estar relacionadas à FA, destacam-se várias causas de origens diversas que devem ser investigadas, como as de natureza cardíaca (miocardiopatias, HAS, DAC, valvulopatias), não cardíaca (hipertireoidismo, diabetes mellitus, doença pulmonar) e iatrogênica (tabagismo, consumo excessivo de cafeína, fármacos).[17]

A FA não é uma condição benigna, visto que está associada ao aumento das taxas de morbidade e mortalidade. Sua presença eleva em duas vezes o risco de mortalidade por todas as causas e em cinco vezes o risco de acidente vascular encefálico (AVE). Portanto, medidas devem ser implementadas para evitar desfechos desfavoráveis.

Em pacientes com FA crônica, é essencial o uso de anticoagulação e o controle da frequência ventricular. A anticoagulação é um dos principais desafios, pois busca equilibrar a prevenção do AVE com a redução do risco de sangramento grave, ao recomendar terapia anticoagulante oral. Essa dificuldade decorre, em parte, do fato de que os sistemas de pontuação para avaliação de risco de sangramento (escore HAS-BLED) e risco trombótico (escore CHADS2-VASc) compartilham elementos comuns. Assim, pacientes com risco trombótico elevado são frequentemente considerados também como tendo risco elevado de sangramento. No entanto, na maioria das vezes, o benefício da anticoagulação supera o risco de sangramento, especialmente em idosos.

Os antagonistas da vitamina K apresentam boa eficácia; contudo, seu manejo em idosos pode ser mais complexo devido a fatores como necessidade de monitoramento contínuo, faixa terapêutica estreita, variabilidade na dose-resposta, presença de comorbidades e polifarmácia, o que aumenta o risco de sangramento e pode comprometer o sucesso terapêutico. Os novos anticoagulantes orais diretos têm demonstrado eficácia e segurança, apresentando um perfil risco-benefício mais favorável, inclusive em estudos realizados com pacientes nonagenários.

O controle da frequência ventricular pode ser realizado com o uso de beta-bloqueadores, bloqueadores dos canais de cálcio não di-hidropiridínicos ou digitálicos, em monoterapia ou em combinação. Contudo, os digitálicos devem ser usados com cautela pelo risco de intoxicação digitálica, sendo também preditores de mortalidade em pacientes sem IC.

Outra estratégia é o controle do ritmo, que consiste na reversão para o ritmo sinusal por via farmacológica ou elétrica, seguida pelo uso de medicamentos para manutenção do ritmo ou por intervenção não farmacológica, como a ablação. A escolha da melhor opção deve ser individualizada, compartilhada com o paciente e sua família e discutida com a especialidade cardiológica.

A hipercolesterolemia é um importante fator de risco para doenças cardiovasculares, e ensaios clínicos que promovem a redução do LDL-colesterol (LDL-c) demonstram, de forma consistente, a diminuição desse risco. Porém, apenas nos últimos anos cresceu o interesse da pesquisa sobre o valor da terapia preventiva em idosos, especialmente em indivíduos com 70 anos ou mais, impulsionado pelo aumento da expectativa de vida e pela melhora da funcionalidade dessa população. Estudos recentes têm demonstrado que a redução de lipídeos em idosos é tão eficaz na diminuição de eventos cardiovasculares quanto em indivíduos mais jovens, além de reduzir a morte cardiovascular.18 O grupo das estatinas é o mais consagrado na terapia hipolipemiante, sendo sua indicação indiscutível em idosos com doença aterosclerótica estabelecida (prevenção secundária). Em relação à prevenção primária, essa conduta é menos clara. Estudos randomizados e meta-análises têm mostrado benefício no uso de estatinas para prevenção primária até os 75 anos, embora existam incertezas quanto à eficácia além dessa faixa etária. Dois grandes estudos randomizados em andamento (STAREE e PREVENTABLE) deverão fornecer informações adicionais sobre os benefícios e riscos do uso de estatinas na prevenção primária nessa população.[19]

Parte 2 | Clínica Médica no contexto da Cardiologia

A estratégia terapêutica com estatinas em idosos deve ser criteriosa e individualizada, considerando diversos fatores, como a heterogeneidade da população geriátrica (funcionalidade e fragilidade), multimorbidade, polifarmácia, efeitos adversos e má adesão farmacológica, que podem comprometer o sucesso do tratamento. A terapia combinada de estatina de intensidade moderada com ezetimiba tem mostrado benefícios cardiovasculares semelhantes aos da monoterapia com estatina de alta intensidade, apresentando menor taxa de descontinuação do medicamento devido a intolerância ou falta de adesão.[20]

Agentes hipolipemiantes mais recentes ampliam as opções para redução do LDL-c e podem ser uma alternativa eficaz para pacientes idosos com intolerância a estatinas ou necessidade de terapia combinada. Entre esses agentes, destacam-se os inibidores da proproteína convertase subtilisina/kexina tipo 9 (PCSK9), como o evolocumab e o alirocumab.

CONCLUSÃO

Com o envelhecimento da população, tornam-se necessárias ações de prevenção e promoção da saúde voltadas para as doenças mais prevalentes na terceira idade, com o objetivo de manter a independência e a vida ativa dos idosos. O controle das doenças crônicas é uma parte fundamental desse processo; contudo, é imprescindível compreender as peculiaridades apresentadas por essa faixa etária. Algumas premissas servem de base para uma boa prática no atendimento ao idoso e estão resumidas na Tabela 21.1.

Tabela 21.1. Orientações básicas para o atendimento ao idoso

População idosa	O crescimento da população idosa é um fenômeno universal, e é fundamental promover um envelhecimento saudável
Envelhecimento doença	Envelhecimento e doença não são conceitos iguais. O envelhecimento fisiológico torna o idoso mais vulnerável a condições patológicas, e há um aumento na prevalência de doenças crônico-degenerativas (muitimorbidade)
Atendimento ao idoso	A população idosa é heterogênea, e apresentações atípicas podem dificultar o diagnóstico. É fundamental a participação da família na consulta, assim como a escolha da melhor opção terapêutica, considerando a multimorbidade e a funcionalidade do paciente. Deve-se ter atenção ao uso de medicamentos inapropriados e considerar a desprescrição de fármacos não essenciais
Idoso e DCV	Mudanças estruturais e funcionais aumentam o risco de condições patológicas. É necessário atenção aos distúrbios da pressão arterial, como pseudo-hipertensão, HSI, hipotensão postural e hipotensão pós-prandial. Deve-se ter cautela na aplicação de diretrizes baseadas em ensaios realizados com indivíduos mais jovens, avaliando sempre o risco-benefício. A abordagem deve ser centrada no paciente, e a tomada de decisão em condições mais complexas deve ser compartilhada com o cardiologista

REFERÊNCIAS

1. United Nations, Department of Economic and Social Affairs, Population Division. World Population Prospects 2022. [Internet]. New York: United Nations; 2022. Disponível em: http://population.un.org/wpp/.
2. World Health Organization. United Nations Decade of Healthy Ageing (2021–2030). Geneva: World Health Organization; 2020.
3. Chowdhury SR, Chandra Das D, Sunna TC, Beyene J, Hossain A. Global and regional prevalence of multimorbidity in the adult population in community settings: a systematic review and meta-analysis. EClinicalMedicine. 2023 Feb 16;57:101860. www.thelancet.com
4. Romero D, Maia L. A epidemiologia do envelhecimento: novos paradigmas? Rio de Janeiro: Fundação Oswaldo Cruz; 2022.
5. Saraiva MDC. Desempenho da avaliação geriátrica compacta de 10 minutos (AGC-10) na predição de desfechos desfavoráveis em idosos ambulatoriais: estudo de coorte prospectivo [tese de doutorado]. São Paulo: Faculdade de Medicina da Universidade de São Paulo; 2021.
6. Daunt R, Curtin D, O'Mahony D. Polypharmacy stewardship: a novel approach to tackle a major public health crisis. The Lancet Healthy Longevity. 2023 May;4. Disponível em: www.thelancet.com/health:longevity.
7. American Geriatrics Society. 2023 updated AGS Beers Criteria® for potentially inappropriate medication use in older adults. J Am Geriatr Soc. 2023;1-30.
8. Rochon PA, Petrovic M, Cherubini A, Onder G, O'Mahony D, Sternberg SA, et al. Polypharmacy, inappropriate prescribing, and deprescribing in older people: through a sex and gender lens. The Lancet Healthy Longevity. 2021 May;2. Disponível em: www.thelancet.com/healthy-longevity.
9. Gado K, Szabo A, Markovicz D, Virág A. Most common cardiovascular diseases of the elderly – A review article. Developments in Health Sciences. 2022;4(2):27-32.
10. Raffaelli RF. Hipertensão arterial. In: Gorzoni ML, Fabbri RMA. Livro de bolso de geriatria. 2. ed. Rio de Janeiro: Atheneu; 2023. p. 101-110,
11. Brunström M, Carlberg B, Kjeldsen SE. Effect of antihypertensive treatment on isolated systolic hypertension (ISH) – systematic review and meta-analysis of randomized controlled trials. Blood Pressure. 2023;32(1):222675.
12. Staessen J. Reducing Cardiovascular Complications in Elderly Patients with Isolated Systolic Hypertension: Findings from European Working Party on High Blood Pressure Study. J Hypertens, 2023;12:03.
13. Dani M, Dirksen A, Taraborrelli P, Panagopolous D, Torocastro M, Sutton R, et al. Orthostatic hypotension in older people: considerations, diagnosis and management. Clinical Medicine. 2021;21(3):e275-82.
14. Awosika A, Adabanya H, Millis RM, Omole AE, Moo JH. Postprandial Hypotension: An Underreported Silent Killer in the Aged. Cureus, 2023;15(2):e35411. DOI 10.7759/cureus.35411 2023.
15. Liu E, Lampert BC. Heart Failure in Older Adults: Medical Management and Advanced Therapies. Geriatrics. 2022;7(2):36. Disponível em: https://doi.org/10.3390/geriatrics7020036.
16. Mahesh V, Madhavan MV, Gersh BJ, Alexander KP, Granger CB, Stone GW. Coronary Artery Disease in Patients ≥ 80 Years of Age. JACC. 2018;71(18):2015-40.

17. Franken RA, Rosa RF. Fibrilação atrial no idoso. In: Gorzoni ML, Fabbri RMA. Livro de bolso de geriatria. 2. ed. Rio de Janeiro: Atheneu; 2023. p. 119-128.
18. Gencer B, Marston NA, Im K, Cannon CP, Seven P, Keech A, et al. Efficacy and safety of lowering LDL cholesterol in older patients: a systematic review and meta-analysis of randomised controlled trials. Lancet. 2020;396(10263):1637-43. doi:10.1016/S0146736(20)32331.
19. Nana AM, Abdullah A, Mortensen MB, Navar AM. Primary prevention statin therapy in older adults. Curr Opin Cardiol. 2023 jan 1;38(1):11-20.
20. Lee HS, Lee YJ, Heo JH. Combination Moderate-Intensity Statin and Ezetimibe Therapy for Elderly Patients With Atherosclerosis. JACC. 2023;81(14):1339-49.

22

Intersecção da Cardiologia e Ginecologia na Saúde da Mulher

Paulo Ayroza Ribeiro
Helizabet Salomão
Anna Luiza Lobão Gonçalves
Aline Estefanes Eras Yonamine

INTRODUÇÃO

As doenças cardiovasculares (DCVs) são a principal causa de mortalidade entre as mulheres no mundo, representando um desafio significativo para a saúde pública.[1] A integração entre a cardiologia e a ginecologia é essencial para enfrentar esse desafio de forma eficaz.[2] Este capítulo apresenta a inter-relação entre essas duas especialidades e destaca a importância de uma abordagem multidisciplinar para a saúde feminina, considerando tanto a prevenção quanto o tratamento das DCVs.

A NATUREZA ÚNICA DAS DOENÇAS CARDIOVASCULARES EM MULHERES

Embora as DCVs representem uma ameaça tanto para homens quanto para mulheres, existem diferenças significativas na forma como essas doenças se manifestam no sexo feminino.[3] Fatores biológicos, como hormônios sexuais e diferenças anatômicas, além de fatores sociais e comportamentais, contribuem para essas distinções. Nas mulheres, as DCVs tendem a se desenvolver em idades mais

222 Parte **2** | Clínica Médica no contexto da Cardiologia

avançadas do que nos homens, mas estão associadas a altas taxas de mortalidade e morbidade. Ademais, o crescente número de mulheres em idade fértil com quadros estáveis e instáveis de doença coronariana isquêmica exige conhecimentos específicos e atenção especial a essa população.[1]

Dados europeus recentes evidenciam que as doenças isquêmicas e o acidente vascular cerebral (AVC) correspondem a 82% da expectativa de vida corrigida pela incapacidade decorrente de DCVs. Embora, nos últimos 27 anos, tenha havido um pequeno declínio na incidência e prevalência dessas condições quando corrigidas por idade, as taxas de doença vascular periférica e fibrilação atrial permanecem estáveis.[4]

O infarto do miocárdio tipo I é três vezes mais comum em homens; contudo, o número de mulheres com menos de 65 anos afetadas por essa patologia vem aumentando.[5,6] Por outro lado, o infarto do miocárdio tipo II, sem obstrução coronariana, e a dissecção de artéria coronariana são mais prevalentes em mulheres mais jovens.[7,8]

Além disso, as mulheres frequentemente apresentam sintomas de DCVs que diferem dos homens e são mais sutis, o que pode levar a diagnósticos tardios e a tratamentos menos agressivos. Sintomas atípicos de infarto agudo do miocárdio, como fadiga, dispneia e desconforto abdominal ou nas costas, em vez da clássica dor no peito, são comuns no sexo feminino, exigindo maior atenção para que essas pacientes recebam assistência adequada.

Fatores de risco específicos

Além dos fatores de risco tradicionais para DCVs, como hipertensão arterial (HA), colesterol alto, diabetes *mellitus* e tabagismo, as mulheres apresentam fatores de risco únicos ou mais pronunciados, que incluem[9]:

- Complicações da gravidez: condições como diabetes gestacional, HA induzida pela gravidez e pré-eclâmpsia não só apresentam riscos imediatos para a mãe e o bebê, mas também aumentam o risco de DCVs a longo prazo para as mulheres.
- Menopausa precoce: a menopausa antes dos 40 anos está associada a um risco aumentado de DCVs, em grande parte devido à diminuição da proteção cardiovascular oferecida pelos estrogênios.
- Síndrome dos ovários policísticos (SOP): esta condição está associada a fatores de risco metabólicos, como resistência à insulina, obesidade e dislipidemia, o que eleva o risco de DCVs.
- Doenças autoimunes e endócrinas: condições como lúpus, artrite reumatoide, síndrome antifosfolípide, síndrome de Sjögren e doenças ti-

reoidianas são mais comuns em mulheres e estão associadas a um risco elevado de DCVs.[1]

RASTREAMENTO CARDIOVASCULAR NA PRÁTICA GINECOLÓGICA

O papel do ginecologista na prevenção cardiovascular é fundamental e multifacetado, estendendo-se muito além dos cuidados reprodutivos tradicionais. Como profissionais na linha de frente do atendimento à saúde da mulher, os ginecologistas ocupam uma posição única para implementar testes diagnósticos confiáveis e realizar avaliações de risco cardiovascular durante as consultas regulares. Isso permite não apenas identificar e gerenciar fatores de risco para DCVs, mas também educar e capacitar as pacientes a adotar estilos de vida mais saudáveis.[10]

Aprofundar o papel dos ginecologistas na detecção precoce de riscos cardiovasculares é essencial, dada a estreita relação entre a saúde reprodutiva e a saúde cardiovascular das mulheres.[11] Para a implementação eficaz desta estratégia, alguns tópicos devem ser observados:

- **Integração com consultas regulares**: incorporar a avaliação de risco cardiovascular e os testes diagnósticos às consultas de rotina pode aumentar a detecção precoce de fatores de risco e condições assintomáticas.
- **Educação contínua**: manter-se atualizado com as diretrizes atuais e as melhores práticas em rastreamento cardiovascular é essencial para fornecer cuidados baseados em evidências.
- **Comunicação com pacientes**: educar as pacientes sobre o propósito e a importância do rastreamento cardiovascular é crucial para garantir a adesão e a compreensão.
- **Referência a especialistas**: quando fatores ou condições de risco significativos forem identificados, o encaminhamento a um cardiologista ou outro especialista para avaliação e manejo mais aprofundados pode ser necessária.
- **Acompanhamento e gerenciamento:** estabelecer um plano de acompanhamento para monitorar e gerenciar quaisquer condições ou fatores de risco identificados durante o rastreamento.

Avaliação de risco

A avaliação de risco cardiovascular é um componente crítico dos cuidados preventivos e deve ser integrada às consultas ginecológicas regulares. Os ginecologistas devem avaliar tanto os fatores de risco tradicionais para DCVs quanto aqueles específicos das mulheres. Assim, o primeiro passo no rastreamento cardiovascular é uma avaliação abrangente de risco, que pode ser realizada durante a consulta ginecológica por meio de anamnese detalhada e exame físico cuidadoso, incluindo:

- **Histórico médico detalhado:** foco em fatores de risco tradicionais, como HA, hiperlipidemia, diabetes, histórico de tabagismo e histórico familiar de DCVs.

- **Histórico ginecológico e obstétrico:** inclui informações sobre menarca, quadros anovulatórios, como a SOP, histórico de gravidez e complicações, como diabetes gestacional, hipertensão induzida pela gravidez e pré-e-clâmpsia, além de idade da menopausa e início tardio de terapia hormonal.

- **Estilo de vida e avaliação comportamental:** abrange aspectos como dieta, atividade física, níveis de estresse e consumo de tabaco e/ou álcool.

- **Exame físico:** inclui registro de peso, estatura e Índice de Massa Corporal (IMC), pressão arterial e circunferência abdominal, além de busca por sinais como acantose nigricans, alterações na pilificação, acne e outros indicativos de hiperandrogenismo.

Testes diagnósticos

Além da avaliação inicial de risco, os ginecologistas devem ser capazes de identificar a importância da implementação de testes diagnósticos, como:

- **Medição da pressão arterial**: a hipertensão é um importante fator de risco para DCVs. A medição regular da pressão arterial deve ser uma prática padrão em todas as consultas ginecológicas. Em casos selecionados, pode-se considerar a necessidade de monitorização protocolar, como Monitorização Ambulatorial da PA (MAPA) de 24 horas e a Medição Residencial da Pressão Arterial (MRPA).

- **Perfil lipídico**: um exame de sangue para avaliar os níveis de colesterol total, LDL, HDL e triglicerídeos pode ajudar a identificar mulheres em risco de aterosclerose.

- **Teste de tolerância à glicose**: considerando o vínculo entre diabetes tipo 2 e DCVs, o teste de tolerância à glicose pode ser indicado para mulheres com fatores de risco, como histórico de diabetes gestacional.

- **Avaliação do IMC:** o cálculo do IMC é fundamental para identificar e classificar sobrepeso ou obesidade.

- **Testes adicionais**: para mulheres com fatores de risco específicos ou sintomas atípicos, podem ser considerados testes adicionais, como o ecocardiograma, para avaliar a estrutura e a função cardíaca, e o teste de esforço, para avaliar a capacidade cardiorrespiratória.

Educação e aconselhamento

Durante a consulta ginecológica rotineira, as pacientes devem receber informações sobre a importância de manter um estilo de vida saudável, incluindo uma dieta equilibrada, a prática regular de exercícios físicos, a cessação do tabagismo, o controle do estresse e o gerenciamento do peso. A periodicidade desse acompanhamento ginecológico representa uma valiosa oportunidade para que as pacientes sejam constantemente incentivadas a adotar mudanças em seu estilo de vida, muitas vezes já reconhecidas como importantes, mas que frequentemente enfrentam dificuldade em implementar.

As consultas periódicas e o vínculo estabelecido com o ginecologista permitem que esses temas sejam continuamente abordados, enquanto o conhecimento individualizado que o profissional tem de suas pacientes pode facilitar a adoção de estratégias personalizadas para o sucesso dessas mudanças.

- **Cessação do tabagismo:** o tabagismo é um dos principais fatores de risco para DCVs. Os ginecologistas podem oferecer recursos e suporte para ajudar as mulheres a parar de fumar.
- **Manutenção de peso saudável:** a orientação sobre nutrição e controle de peso é essencial para prevenir a obesidade, um fator de risco significativo para DCVs.
- **Dieta cardioprotetora**: recomendar uma dieta rica em frutas, vegetais, grãos integrais e proteínas magras. A limitação de gorduras saturadas, colesterol, sal e açúcares adicionados pode reduzir significativamente o risco de DCVs.
- **Suplementação e nutrientes específicos**: discutir o papel de nutrientes específicos e avaliar a necessidade de suplementação, especialmente em casos de deficiências nutricionais que possam impactar a saúde cardiovascular.
- **Atividade física regular**: encorajar a prática de exercícios como caminhada, corrida, natação ou ciclismo, que trazem benefícios comprovados para a saúde do coração. A recomendação geral é realizar pelo menos 150 minutos de atividade física moderada por semana.

Gestão e monitoramento de condições específicas

Os ginecologistas são responsáveis pelo manejo de condições específicas que podem impactar a saúde cardiovascular. Por exemplo, o tratamento da SOP, que pode incluir o controle da resistência à insulina e das dislipidemias, contribui para a redução do risco de DCVs. De maneira semelhante, o manejo adequado de complicações como hipertensão e diabetes durante a gravidez pode minimizar os riscos cardiovasculares a longo prazo.[12]

Abortamento de repetição

Mulheres com histórico de duas ou mais perdas gestacionais antes de 24 semanas de gestação, consecutivas ou não, apresentam um risco aumentado de desenvolver doença coronariana isquêmica,[13,14] Esse risco parece estar associado à disfunção endotelial.

Hipertensão arterial durante a gravidez

A HA é uma das complicações mais comuns durante a gravidez e pode levar a condições graves, como a pré-eclâmpsia. Essa condição afeta a saúde da mãe não apenas durante a gestação, mas também está associada a um risco aumentado de DCV a longo prazo, incluindo um risco quatro vezes maior de desenvolver insuficiência cardíaca e hipertensão e um risco duas vezes maior de doença isquêmica, AVC e morte por doença cardiovascular.[15]

O risco de desenvolver pré-eclâmpsia pode ser reduzido com o uso de 100 a 150 mg de aspirina iniciada por volta de 12 semanas de gestação e mantida até 36-37 semanas em mulheres de alto risco. O manejo da hipertensão durante a gravidez inclui monitoramento regular da pressão arterial, mudanças no estilo de vida e, em alguns casos, medicação.

É importante personalizar o tratamento com base nas condições individuais da paciente e nos riscos associados. Apesar do consenso sobre o caráter de risco dessa condição, ainda são necessárias recomendações padronizadas para a sistematização do seguimento. A monitorização da pressão arterial deve continuar nos primeiros meses após o parto, e a paciente deve ser incentivada a realizar o monitoramento domiciliar e a manter o acompanhamento médico regular.

Diabetes gestacional

O diabetes gestacional é uma condição comum que afeta mulheres durante a gravidez. Além de colocar a mãe e o feto em risco durante a gestação, o diabetes gestacional também aumenta o risco de DCV futuras para a mãe, que passa a ter um risco duas vezes maior de DCVs, risco esse que se mantém por até 10 anos após a gestação.[16] Além disso, o surgimento de doenças hipertensivas na gestação, além dos riscos previamente mencionados, também parece aumentar o risco de diabetes tipo 2.[17]

O manejo do diabetes gestacional inclui monitoramento da glicemia, dieta e exercícios. Em alguns casos, a insulina ou outros medicamentos podem ser necessários. Após o parto, recomenda-se a realização de Teste de Tolerância Oral à Glicose (TTOG) em 4 a 12 semanas após o parto. Tanto a Associação Americana de Diabetes (ADA) quanto o Colégio Americano de Obstetras e Ginecologistas (ACOG) recomendam que esse teste seja repetido a cada 1 a 3 anos nas mulheres que tiveram diabetes gestacional e apresentaram resultados normais no pós-parto.[18,19]

Parto pré-termo

O Nurses' Health Study II evidenciou que o parto pré-termo se apresenta como um fator de risco independente para doenças cardiovasculares.[20] Mulheres com história de parto pré-termo têm o dobro de risco de DCV no futuro.[21] Embora não seja indicado nenhum seguimento específico para essa população, recomenda-se intensificar as medidas de manejo dos fatores de risco modificáveis.

Menopausa

A transição para a menopausa traz diversas alterações adversas na saúde cardio-metabólica, afetando não apenas a qualidade de vida, mas também aumentando o risco de desenvolvimento de DCVs.[22]

A diminuição dos níveis de estrogênio durante a menopausa tem um impacto direto na saúde cardiovascular. Níveis mais baixos de estrogênio após a menopausa estão relacionados à alteração da função vascular, aumento da resposta inflamatória e à *up-regulation* de outros sistemas hormonais, como o sistema renina-angio-tensina-aldosterona, o sistema nervoso simpático e a redução da vasodilatação dependente de óxido nítrico.[23,24] O endotélio saudável é sensível às propriedades vasodilatadoras do estrogênio, mas essa ação se perde quando o enrijecimento arterial e a doença aterosclerótica se desenvolvem.[25]

O declínio da função endotelial parece se iniciar pouco tempo após a meno-pausa, antes mesmo de haver sinais de aterosclerose, e isso poderia estar envolvido com a fisiopatologia da dor torácica e dispneia "indeterminada", frequentemente atribuída a estresse ou a sintomas da menopausa. É importante ter em mente que mulheres com síndrome de dor torácica "indeterminada" têm risco duas vezes maior de desenvolver evento isquêmico nos 5 a 7 anos subsequentes.[26,27]

A menopausa está associada a uma mudança na composição corporal, com aumento da gordura visceral, aumento da liberação de mediadores inflamatórios (produzidos pelo tecido adiposo visceral), aumento da resistência à insulina, elevando o risco de diabetes tipo 2 e síndrome metabólica. Comparadas às mulheres na pré-menopausa, mulheres na pós-menopausa têm prevalência 2 a 3 vezes maior de síndrome metabólica.[28]

Com relação aos sintomas vasomotores, mulheres com sintomas intensos de ondas de calor e suores noturnos apresentaram risco aumentado de desenvolver

228 Parte 2 | Clínica Médica no contexto da Cardiologia

diabetes durante o seguimento, além de terem maior incidência de alterações na função endotelial e aterosclerose subclínica, quando comparadas às mulheres sem sintomas.[29,30]

A terapia hormonal (TH) pode ajudar a aliviar os sintomas vasomotores da menopausa, como ondas de calor e suores noturnos, e tem sido estudada pelo seu papel potencial na prevenção da perda óssea e na redução do risco de fraturas. Além disso, pode ter efeitos benéficos sobre os perfis lipídicos e a distribuição de gordura corporal, contribuindo potencialmente para a redução do risco de DCVs. Estudos sugerem que os benefícios cardiovasculares da TH podem ser mais pronunciados quando iniciados antes dos 60 anos ou na "janela de oportunidade", intervalo de tempo que compreende os 10 primeiros anos após a menopausa, quando a reposição hormonal pode reduzir até 50% a mortalidade por doença cardiovascular. Este benefício é verificado tanto na administração oral quanto transdérmica, porém a via oral, e não a transdérmica, está associado a maior risco de tromboemboembolismo venoso.[1]

Apesar dos benefícios, a terapia hormonal pode não ser adequada para todas as mulheres, especialmente aquelas com histórico de câncer de mama, doença cardíaca, tromboembolismo ou AVC. A decisão de iniciar a terapia hormonal deve ser individualizada, considerando os sintomas da paciente, seu histórico de saúde, idade e tempo desde a menopausa, e deve ser evitada em mulheres com alto risco cardiovascular ou que já apresentaram eventos cardiovasculares, como infarto ou AVC.[1]

Independentemente da decisão sobre a terapia hormonal, adotar um estilo de vida saudável, incluindo manter uma dieta balanceada, praticar exercícios físicos regulares, evitar o tabagismo e controlar o peso, é especialmente importante para a saúde cardiovascular da mulher após a menopausa. O hipoestrogenismo está associado a menor disposição de energia, o que é um fator predisponente adicional para ganho de peso, mudança de hábitos alimentares, obesidade, mudanças de humor e depressão. Assim, essas mulheres devem ser constantemente estimuladas a manter um estilo de vida saudável e devem ter seus fatores de risco para DCVs regularmente monitorados e controlados, incluindo hipertensão, hiperlipidemia e diabetes.

Falência ovariana prematura

Mulheres com falência da função ovariana antes dos 40 anos têm menor expectativa de vida do que mulheres com menopausa em idades mais avançadas, e cada ano de antecipação da menopausa foi associada a um aumento de 3% no risco de DCV. Essas mulheres se beneficiam da terapia hormonal, com maior proteção quando o uso se estende por pelo menos 10 anos.[31] Embora contraceptivos orais também possam ser utilizados para esse fim, os resultados da terapia hormonal se revelaram superiores quanto ao efeito metabólico e à massa óssea.[32]

Estratégias de monitoramento e manejo a longo prazo

O monitoramento a longo prazo deve incluir avaliações regulares do risco cardiovascular, levando em consideração fatores como histórico pessoal e familiar dos fatores de risco já mencionados e o aparecimento de novas condições de risco. As intervenções no estilo de vida, como dieta saudável, exercícios regulares e manutenção de um peso saudável, são fundamentais para reduzir o risco de doenças cardiovasculares e devem ser estimuladas e reafirmadas durante o seguimento, que pode contar com programas de intervenção para promover e manter essas mudanças em situações selecionadas. Em alguns casos, pode ser necessário o uso de medicamentos para controlar a pressão arterial, glicemia ou colesterol. A adesão ao tratamento e o monitoramento regular, com ajuste de dose conforme necessário, são essenciais para prevenir complicações futuras.

PAPEL DO CARDIOLOGISTA NA SAÚDE DA MULHER

A perspectiva inversa dessa integração entre ginecologista e cardiologista deve ser destacada.[33] Assim como os ginecologistas, os cardiologistas devem considerar fatores de risco específicos das mulheres em suas avaliações, incluindo histórico de hipertensão ou diabetes gestacional, síndrome dos ovários policísticos, menopausa precoce, uso de terapia hormonal e complicações relacionadas à gravidez, como a pré-eclâmpsia.

Devem oferecer tratamentos específicos para condições como hipertensão, doença arterial coronariana, insuficiência cardíaca e arritmias, considerando as particularidades da fisiologia feminina e levando em conta as diferenças entre os sexos na eficácia e nos efeitos colaterais dos medicamentos.

Além disso, é importante que estejam preparados para discutir os riscos e benefícios da terapia hormonal em mulheres com risco cardiovascular, considerando as diretrizes atuais e as necessidades individuais de cada paciente.

Os cardiologistas também devem estar atentos aos sintomas atípicos de doença cardíaca, como fadiga, dispneia e desconforto abdominal ou nas costas, que são mais frequentes em mulheres do quea clássica dor no peito.

COLABORAÇÃO MULTIDISCIPLINAR EM SAÚDE DA MULHER

Uma abordagem colaborativa para a saúde da mulher é essencial para a prevenção eficaz das DCVs. Os ginecologistas devem trabalhar em conjunto com cardiologistas, endocrinologistas e outros especialistas, quando necessário, para garantir uma abordagem abrangente e integrada à saúde feminina. Essa colaboração pode incluir encaminhamentos para avaliações especializadas em casos de fatores de risco ou sintomas preocupantes, o que pode melhorar significativamente os desfechos para as pacientes.[34]

Após a avaliação inicial do risco, realizada durante o acompanhamento ginecológico, fatores de risco significativos ou condições específicas podem ser identificados, tornando necessário o encaminhamento para um cardiologista. Esse encaminhamento é especialmente importante para mulheres com complicações na gravidez que impactam a saúde cardiovascular.

A colaboração entre especialidades permite uma compreensão mais ampla das necessidades únicas de saúde das mulheres, considerando tanto aspectos reprodutivos quanto cardiovasculares. Para pacientes com condições existentes ou risco elevado de DCVs, uma equipe multidisciplinar pode oferecer um plano de gestão coordenada e mais eficaz, abordando integralmente a saúde da paciente.

Com um foco compartilhado na prevenção, as diferentes especialidades podem colaborar no desenvolvimento de estratégias de detecção e intervenção precoce, reduzindo o risco de DCVs e contribuindo para melhor qualidade de vida e maior sobrevida. Essa parceria também melhora a educação das pacientes sobre saúde cardiovascular e reprodutiva, capacitando-as a tomar decisões informadas sobre estilo de vida e tratamentos. O acompanhamento multidisciplinar garante suporte contínuo às pacientes em sua jornada de saúde, desde o aconselhamento pré-concepcional até os cuidados na pós-menopausa.

Para que a colaboração multidisciplinar seja bem-sucedida, é essencial estabelecer canais de comunicação eficazes, garantindo que todos os membros da equipe estejam informados sobre o plano de cuidados e as necessidades da paciente. Além disso, o desenvolvimento de protocolos claros sobre quando e como os pacientes devem ser encaminhados pode assegurar transições suaves e cuidados contínuos. Por fim, promover oportunidades de educação e treinamento interdisciplinares pode aprofundar a compreensão mútua sobre as contribuições de cada especialidade para a saúde da mulher.

CONCLUSÃO

O reconhecimento das DCVs como uma das principais ameaças à saúde das mulheres e a adaptação das estratégias de prevenção e tratamento às suas necessidades específicas são fundamentais para reduzir o impacto dessas doenças na vida das mulheres.

A abordagem do cardiologista à saúde da mulher é um componente importante na luta contra as doenças cardiovasculares, a principal causa de morte entre as mulheres em todo o mundo. No entanto, ao avaliar riscos, educar pacientes, gerenciar condições específicas e colaborar com outros especialistas, os ginecologistas também desempenham um papel significativo na redução da incidência de DCVs e na melhoria dos resultados de saúde a longo prazo. A incorporação de práticas preventivas cardiovasculares nos cuidados ginecológicos regulares constitui uma estratégia eficaz para cuidar da saúde feminina de maneira abrangente e integrada.

Nesse cenário, a abordagem multidisciplinar em saúde oferece um modelo de cuidado abrangente e integrado, com foco no bem-estar geral da mulher. Essa estratégia não apenas melhora os resultados de saúde por meio da detecção precoce de riscos e intervenções preventivas, mas também promove uma experiência de cuidado mais eficaz e coordenada. Ao seguir diretrizes estabelecidas e incorporar testes diagnósticos confiáveis às consultas regulares, é possível contribuir significativamente para a melhoria da saúde e do bem-estar feminino a longo prazo.

Referências

1. Maas AHEM, Rosano G, Cifkova R, Chieffo A, van Dijken D, Hamoda H, et al. Cardiovascular health after menopause transition, pregnancy disorders, and other gynaecologic conditions: a consensus document from European cardiologists, gynaecologists, and endocrinologists. *Eur Heart J.* 2021 Mar 7;42(10):967-984. doi: 10.1093/eurheartj/ehaa1044. Erratum in: *Eur Heart J.* 2022 Jul 1;43(25):2372. PMID: 33495787; PMCID: PMC7947184.
2. Mosca L, Benjamin EJ, Berra K, et al. Effectiveness-Based Guidelines for the Prevention of Cardiovascular Disease in Women—2011 Update: A Guideline From the American Heart Association. *J Am Coll Cardiol.* 2011;57(12):1404-23.
3. Price SA, Kulkarni M, Stork S. The impact of gestational diabetes and pregnancy-induced hypertension on maternal and fetal outcomes: An analysis of the WHO Multicountry Survey on Maternal and Newborn Health. *Diabetic Med.* 2017;34(2):254-62.
4. Timmis A, Townsend N, Gale CP, Torbica A, Lettino M, Petersen SE, et al.; European Society of Cardiology. European Society of Cardiology: cardiovascular disease statistics 2019. *Eur Heart J.* 2020;41:12-85.
5. Gabet A, Danchin N, Juilliere Y, Olie V. Acute coronary syndrome in women: rising hospitalizations in middle-aged French women, 2004-14. *Eur Heart J.* 2017;38:1060-5.
6. Chieffo A, Buchanan GL, Mehilli J, Capodanno D, Kunadian V, Petronio AS, et al. Percutaneous coronary and structural interventions in women: a position statement from the EAPCI Women Committee. *EuroIntervention.* 2018;14:e1227-e35.
7. Thygesen K, Alpert JS, Jaffe AS, Chaitman BR, Bax JJ, Morrow DA, et al.; ESC Scientific Document Group. Fourth universal definition of myocardial infarction (2018). *Eur Heart J.* 2019;40:237-69.
8. Collet JP, Thiele H, Barbato E, Barthelemy O, Bauersachs J, Bhatt DL, et al.; ESC Scientific Document Group. 2020 ESC Guidelines for the management of acute coronary syndromes in patients presenting without persistent ST-segment elevation. *Eur Heart J.* 2021 Apr 7;42(14):1289-367. doi: 10.1093/eurheartj/ehaa575. Erratum

9. Shufelt CL, Bairey Merz CN. Contraceptive hormone use and cardiovascular disease. *J Am Coll Cardiol.* 2015;65(3):251-7.
10. Ananth CV, Keyes KM, Wapner RJ. Pre-eclampsia rates in the United States, 1980-2010: age--period-cohort analysis. *BMJ.* 2013;347:f6564.
11. Artinian NT, Fletcher GF, Mozaffarian D, et al. Interventions to promote physical activity and dietary lifestyle changes for cardiovascular risk factor reduction in adults: a scientific statement from the American Heart Association. *Circulation.* 2010;122(4):406-41.
12. Regitz-Zagrosek V, Oertelt-Prigione S, Prescott E, et al. Gender in cardiovascular diseases: impact on clinical manifestations, management, and outcomes. *Eur Heart J.* 2010;37(1):24-34.
13. ESHRE Guideline Group on RPL; Bender Atik R, Christiansen OB, Elson J, Kolte AM, Lewis S, et al. ESHRE guideline: recurrent pregnancy loss. *Hum Reprod Open.* 2018 Apr 6;2018(2):hoy004.
14. Oliver-Williams CT, Heydon EE, Smith GC, Wood AM. Miscarriage and future maternal cardiovascular disease: a systematic review and meta-analysis. *Heart.* 2013;99:1636-44.
15. Wu P, Haththotuwa R, Kwok CS, Babu A, Kotronias RA, Rushton C, et al. Preeclampsia and future cardiovascular health: a systematic review and meta-analysis. *Circ Cardiovasc Qual Outcomes.* 2017;10:e003497.
16. Kramer CK, Campbell S, Retnakaran R. Gestational diabetes and the risk of cardiovascular disease in women: a systematic review and meta-analysis. *Diabetologia.* 2019;62:905-14.
17. Lykke JA, Langhoff-Roos J, Sibai BM, Funai EF, Triche EW, Paidas MJ. Hypertensive pregnancy disorders and subsequent cardiovascular morbidity and type 2 diabetes mellitus in the mother. *Hypertension.* 2009 Jun;53(6):944-51.
18. ACOG Practice Bulletin No. 190: Gestational Diabetes Mellitus. *Obstet Gynecol.* 2018 Feb;131(2):e49-e64.
19. American Diabetes Association. 16. Diabetes Advocacy: standards of Medical Care in Diabetes-2019. *Diabetes Care.* 2020;43(Suppl 1):S203–S204.
20. Tanz LJ, Stuart JJ, Williams PL, Rimm EB, Missmer SA, Rexrode KM, et al. Preterm delivery and maternal cardiovascular disease in young and middle-aged adult women. *Circulation.* 2017;135:578-89.
21. Heida KY, Velthuis BK, Oudijk MA, Reitsma JB, Bots ML, Franx A, van Dunne FM; Dutch Guideline Development Group on Cardiovascular Risk Management after Reproductive Disorders. Cardiovascular disease risk in women with a history of spontaneous preterm delivery: a systematic review and meta-analysis. *Eur J Prev Cardiol.* 2016;23:253-63.
22. Stuenkel CA, Davis SR, Gompel A, et al. Treatment of symptoms of the menopause: an Endocrine Society Clinical Practice Guideline. *J Clin Endocrinol Metab.* 2015;100(11):3975-4011.
23. GBD 2019 Risk Factors Collaborators. Global burden of 87 risk factors in 204 countries and territories, 1990-2019: a systematic analysis for the Global Burden of Disease Study 2019. *Lancet.* 2020;396:1223-49.
24. Davis SR, Lambrinoudaki I, Lumsden M, Mishra GD, Pal L, Rees M, et al. Menopause. *Nat Rev Dis Primers.* 2015;1:15004.
25. Collins P, Maas A, Prasad M, Schierbeck L, Lerman A. Endothelial vascular function as a surrogate of vascular risk and aging in women. *Mayo Clin Proc.* 2020;95:541-53.
26. Shaw LJ, Min JK, Nasir K, Xie JX, Berman DS, Miedema MD, et al. Sex differences in calcified plaque and long-term cardiovascular mortality: observations from the CAC Consortium. *Eur Heart J.* 2018;39:3727-35.

27. Reynolds HR, Shaw LJ, Min JK, Spertus JA, Chaitman BR, Berman DS, et al.; ISCHEMIA Research Group. Association of sex with severity of coronary artery disease, ischemia, and symptom burden in patients with moderate or severe ischemia: secondary analysis of the ISCHEMIA Randomized Clinical Trial. *JAMA Cardiol.* 2020;5:773-86.
28. Hallajzadeh J, Khoramdad M, Izadi N, Karamzad N, Almasi-Hashiani A, Ayubi E, et al. Metabolic syndrome and its components in premenopausal and postmenopausal women: a comprehensive systematic review and meta-analysis on observational studies. *Menopause.* 2018;25:1155-64.
29. Gray KE, Katon JG, LeBlanc ES, Woods NF, Bastian LA, Reiber GE, et al. Vasomotor symptom characteristics: are they risk factors for incident diabetes? Menopause. 2018;25:520-30.
30. Thurston RC, Chang Y, Barinas-Mitchell E, Jennings JR, von Kanel R, Landsittel DP, Matthews KA. Physiologically assessed hot flashes and endothelial function among midlife women. Menopause. 2018 Nov;25(11):1354-61.
31. Zhu D, Chung HF, Dobson AJ, Pandeya N, Giles GG, Bruinsma F, et al. Age at natural menopause and risk of incident cardiovascular disease: a pooled analysis of individual patient data. *Lancet Public Health.* 2019;4:e553–e64.
32. Langrish JP, Mills NL, Bath LE, Warner P, Webb DJ, Kelnar CJ, et al. Cardiovascular effects of physiological and standard sex steroid replacement regimens in premature ovarian failure. *Hypertension.* 2009;53:805-11.
33. Mehta LS, Beckie TM, DeVon HA, et al. Acute Myocardial Infarction in Women: A Scientific Statement From the American Heart Association. *Circulation.* 2016;133(9):916-47.
34. Shaw LJ, Bugiardini R, Merz CNB. Women and ischemic heart disease: evolving knowledge. *J Am Coll Cardiol.* 2009;54(17):1561-75.